射频技术在临床中的应用

张文川 王　琳 主编

清华大学出版社
北京

图书在版编目（CIP）数据

射频技术在临床中的应用 / 张文川，王琳主编． —北京：清华大学出版社，2020.8
ISBN 978-7-302-55762-3

Ⅰ．①射…　Ⅱ．①张…②王…　Ⅲ．①疼痛－射频－治疗　Ⅳ．① R441.1

中国版本图书馆 CIP 数据核字（2020）第 105027 号

责任编辑：肖　军
封面设计：吴　晋
责任校对：王淑云
责任印制：宋　林

出版发行：清华大学出版社
　　　　　　网　　　址：http://www.tup.com.cn, http://www.wqbook.com
　　　　　　地　　　址：北京清华大学学研大厦A座　　　　**邮　　编：**100084
　　　　　　社 总 机：010-62770175　　　　　　　　　　**邮　　购：**010-62786544
　　　　　　投稿与读者服务：010-62776969, c-service@tup.tsinghua.edu.cn
　　　　　　质量反馈：010-62772015, zhiliang@tup.tsinghua.edu.cn
印 装 者：小森印刷（北京）有限公司
经　　销：全国新华书店
开　　本：185mm×260mm　　　**印　张：**6.5　　　**字　数：**98千字
版　　次：2020 年 8 月第 1 版　　　　　　　　　**印　次：**2020 年 8 月第 1 次印刷
定　　价：88.00元

产品编号：084803-01

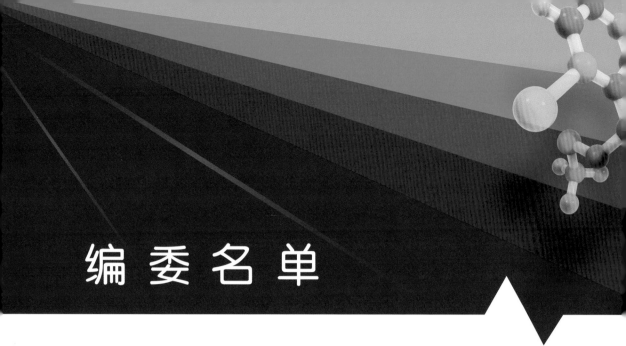

编委名单

主　编：张文川　王　琳

副主编：吴祎炜　杨晓笙　赵　栋

编　者（以姓氏笔画为序）

王　琳　河南省人民医院　耳鼻咽喉头颈外科

王群山　上海交通大学医学院附属新华医院　心血管内科

曲　岩　上海中医药大学曙光医院　肝胆外科

杨晓笙　上海交通大学医学院附属第九人民医院　神经外科

吴祎炜　上海交通大学医学院附属第九人民医院　神经外科

张文川　上海交通大学医学院附属第九人民医院　神经外科

周　晗　上海交通大学医学院附属第九人民医院　神经外科

赵　栋　上海交通大学医学院附属第九人民医院　妇产科

钟文翔　上海交通大学医学院附属新华医院　神经外科

徐　科　上海交通大学医学院附属新华医院　泌尿外科

翁丽纯　上海交通大学医学院附属第九人民医院　妇产科

黄云腾　上海交通大学医学院附属新华医院　泌尿外科

黄书满　河南省人民医院　耳鼻咽喉头颈外科

裴芸琨　上海交通大学医学院附属第九人民医院　整复外科

廖陈龙　上海交通大学医学院附属第九人民医院　神经外科

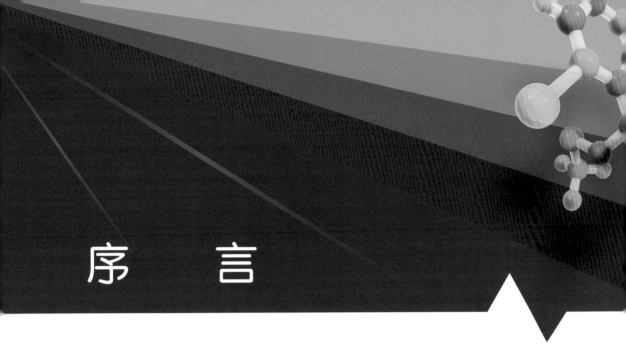

序　言

　　《射频技术在临床中的应用》是上海交通大学医学院附属第九人民医院张文川教授联合河南省人民医院、上海交通大学医学院附属新华医院、上海中医药大学附属曙光医院多个在国内率先开展射频技术临床治疗的专家团队，共同编撰的一本全面介绍射频技术在临床多个学科中应用的专业书籍。

　　自 2018 年 9 月张文川教授开始牵头编撰此书至今，整个编者团队花费了大量时间与精力，回顾各自团队在临床实践中应用射频技术所积累的宝贵经验，同时查阅大量国内外最新研究进展，总结凝练撰写出这本书籍。即使在 2020 年初的新冠疫情期间，编者团队也通过多次线上会议和小组讨论，进一步为书籍的编撰查疑补缺、力求完善。

　　本书全面介绍了射频技术在多个临床科室中的应用现状、诊疗规范及最新进展，在国内尚属首创。章节内容涵盖了神经外科、耳鼻咽喉头颈外科、泌尿外科、普通外科、心血管内科、妇产科、整复外科多个科室，治疗病种包含了肿瘤性疾病、增生性疾病、功能性疾病、退变性疾病、感染性疾病、损容美容等多个病种。书中内容总结提炼了多个在国内较早开展射频技术治疗的专业团队多年来的宝贵经验，结合国内外最新基础研究进展，为读者提供了非常清晰准确的临床参考与指导。为提高疾病诊疗安全及治疗效果、提高我国射频技术的临床诊疗整体水平做出了贡献。

　　"高山仰止，景行行止，虽不能至，然心向往之。"医学探索之路永无止境，相信通过广大临床医师的共同努力，我国射频技术的临床诊疗及基础研究水平定能达到一个更新的高度！

2020 年 5 月于上海

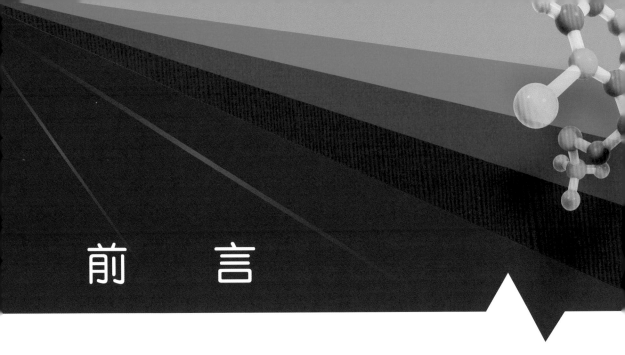

前　　言

　　射频消融术 (radio frequency ablation，RFA) 是指通过针样电极将高频交流电释放于靶点组织，引起离子震荡，导致分子间相互摩擦而产生热效应，从而达到消除病变组织目的的新兴治疗手段。射频消融技术应用于良性肿瘤治疗的报道最早可以追溯到 30 多年前。1990 年美国放射科医师 McGahan 率先将经皮射频消融技术尝试性的应用于肝癌治疗，而后多名意大利医生于 1994 年采用多极针消融电极治疗恶性肿瘤。随着射频技术的发展与进步，射频消融术逐渐被运用于神经外科、耳鼻咽喉头颈外科、泌尿外科、普通外科、心血管内科、妇产科、整复外科等学科，用于治疗各类肿瘤、增生性、功能性、退变性疾病。

　　近年来，针对射频消融术的研究越来越多。尤其在欧美国家，这一技术正发展成为一种极具希望的实体瘤微创治疗新方法。而在功能性疾病领域，这项技术也异军突起，微创且高效地应用于神经调控或组织毁损类的治疗，获得了极其令人满意的疗效。

　　射频消融技术由于其治疗操作简单、治疗精准、损伤轻微、术后恢复快、治疗预后好等显著优势，在各类疾病中得到越来越广泛的运用。本书旨在介绍近年来射频消融技术在临床各个学科的应用及进展，为各位有志于开展射频治疗技术的临床一线医生提供参考、指导临床实践，进一步推广射频技术在临床工作中的规范应用。

由于编者临床科研工作繁忙，术中难免有些许疏漏及不足之处，敬请诸位读者指点斧正，指导我们不断进步。

编　者

2020 年 5 月

目　　录

第一章

绪　论

射频消融是指通过针样电极将高频交流电释放于靶点组织，引起离子振荡，导致分子间相互作用而产生热效应，从而达到消除病变组织目的的新兴治疗手段。人体是由许多有机和无机物质构成的复杂结构，体液中含有大量的电解质，如离子、水、胶体微粒等，人体内的组织主要依靠离子移动来传导电流。在高频交流电的作用下，离子的浓度变化方向随电流方向为正负半周往返变化。在高频振荡下，两电极之间的离子沿电力线方向快速运动，由移动状态逐渐变为振动状态。由于各种离子的大小、质量、电荷及移动速度不同，离子彼此之间相互作用并与其他微粒相互碰撞，因而产生生物热作用，高温引起靶区域细胞内外水分蒸发、组织干燥、固缩脱落及无菌性坏死，从而达到治疗目的。

射频消融设备由电发生器、测控单元、工作电极、皮肤电极和计算机组成。安装皮肤电极，并将工作电极置入患者体内靶点后，该系统就形成了一个完整闭合的电环路。工作电极在待消融靶点内，当射频的电流频率高到一定值时（>100kHz），就能使其周围带电粒子高速振荡、产热，导致周围组织局部形成热损伤、凝固性坏死。测控单元通过监控靶点组织的阻抗、温度等参数的变化，对应调节射频消融的输出功率，使靶点组织快速产生大范围的凝固性坏死。工作电极是射频消融仪器的核心部件，因为它直接影响靶点组织凝固坏死的大小和形态，最理想的凝固区形状应为球形或椭圆形。工作电极周围的温度可高达120℃，而当温度超过60℃时人体组织就会产生不可逆性坏死，从而在电极针周围组织产生一个消融区。

高温能有效杀死肿瘤细胞，并损毁肿瘤的供血血管，有时甚至可以达到与手术完整切除肿块相当的治疗效果。因此，消融术（ablation）最早应用于治疗良性肿瘤。1990 年，Mcgaha 先引入经皮射频消融肝癌概念，之后射频消融实验性地应用于治疗肝癌。1994 年，意大利最早用多极针消融电极治疗恶性肿瘤。随着射频技术的发展与进步，射频消融术（radiofrequency ablation, RFA）逐渐被运用于神经外科、泌尿外科、心血管内科、五官科、妇产科、疼痛科、整复外科等学科，用于治疗椎间盘突出、神经阻滞及各类肿瘤、增生性疾病。近年来，对射频热能消融术（radio frequency thermal ablation, RFTA）研究很多，尤其是在欧洲，它正发展成为一种极具希望的实体瘤治疗新方法，在神经外科领域也可用于神经或组织毁损类的治疗。

射频技术由于其操作简单、精准治疗、热损伤轻微、术后恢复快、预后好等优势，在治疗各类疾病中得到愈来愈广泛的运用。本书旨在介绍近年来射频技术在临床方面的运用及进展。

（张文川　吴祎炜）

参 考 文 献

［1］　张凯，李鸣. 射频消融在肾肿瘤治疗中的作用［J］. 肿瘤学杂志，2008，14（5）：352-354.

［2］　Decadt B, Siriwardena AK. Radio frequency ablation of liver tumours systematic review [J]. Lancet Oncol, 2004, 5 (9): 550-560.

［3］　Salmi A, Turrini R, Lanzani G, et al. Long-term effectiveness of radiofrequency ablation for hepatocellular carcinoma of 3.5cm or less [J]. Hepato-gastroenterol, 2008, 55 (81): 191-196.

［4］　Powell NB, Riley RW, Troell RJ, et al. Radio frequency volumetric tissue reduction of the palate in subjects with sleep-disordered breathing [J]. Chest, 1998, 113: 1163-1174.

［5］　Li KK, Powell NB, Riley RW, et al. Radio frequency volumetric tissue reduction for treatment of turbinate hypertrophy: a pilot study [J]. Otolaryngol Head Neck Surg, 1998, 119: 569-573.

[6] Onofrio BM. Radiofrequency percutaneous Gasserian ganglion lesions. Results in 140 patients with trigeminal pain [J]. Neurosurg, 1975, 42 (2): 132.

[7] Rossi S, Fornati F, Pathies C, et al. Thermal lesions induced by 480 kHz localized current field in guinea pig and pig liver [J]. Tumori, 1990, 76 (1): 54-57.

第二章

射频技术在神经外科中的应用

第一节　脊神经根压迫症

一、腰椎间盘射频消融术指征

1．适应证

（1）有神经根受压症状和阳性体征，主要包括腰腿痛、下肢神经感觉障碍及直腿抬高试验阳性。

（2）CT 和 MRI 检查证实腰椎间盘为包容性突出，且其病变平面与临床症状和体征相一致，并排除了禁忌证。

（3）非手术治疗（卧床休息、牵引、理疗等）4～6 周无效，其中腰椎间盘突出导致疼痛剧烈者在诊断明确并排除禁忌证后，则可不经过非手术治疗而直接行介入和微创治疗。

2．相对适应证

（1）突出的髓核组织过多，压迫硬膜囊约 50%。

（2）椎间盘广泛退行性变，以及椎间隙明显狭窄。

（3）有介入和微创治疗史，疗效不佳者。

（4）外科椎间盘切除术后复发者。

（5）黄韧带钙化。

（6）有马尾神经压迫症状。

3．禁忌证

（1）后纵韧带破裂，突出的髓核组织游离于椎管内。

（2）椎间盘钙化，且钙化量超过突出椎间盘的50%。

（3）合并严重椎管骨性狭窄或黄韧带肥厚。

（4）椎体滑脱二度以上。

（5）穿刺通路周围感染或椎体结核。

（6）严重出血倾向。

（7）精神病或神经官能症患者。

（8）严重心脑血管疾病。

二、腰椎间盘射频消融术治疗流程

1．术前准备（术前评估）

（1）完善外科术前常规检查，包括血常规、尿常规、肝肾功能、电解质、心肌酶、血糖、凝血功能等血生化检查，传染性疾病筛查［乙型肝炎、丙型肝炎、获得性免疫缺陷综合征（艾滋病）、梅毒等］，心电图，胸片，腹部超声检查。

（2）完善专科诊断及排除性检查，包括下肢肌电图＋神经传导速度，下肢神经超声，下肢血管超声，颈椎、胸椎、腰椎 MRI。

2．手术流程

根据腰椎 CT 定位，取脊柱中线旁开数厘米为穿刺进针点，常规消毒铺巾。1% 利多卡因局部浸润麻醉后使用射频穿刺针在 CT 定位下进针，到达靶点经 CT 证实后，拔出内芯，插入射频内芯，连接射频仪，测阻抗在小于 1000Ω，予以 45℃ 射频消融 3 次，每次时间为 120 秒。消融过程中观察患者反应，射频治疗期间可诱发患者腰背部疼痛，如患者诉下肢有难以忍受的疼痛，应立即停止射频治疗，调整射频针位置后重复以上治疗过程。术毕，拔出射频针，穿刺点粘辅料贴（图 2-1）。

3. 术后注意事项　术后俯卧 2 小时，平卧 1 天。卧床期间四肢多活动，多翻身。饮食无明显禁忌。术后 3 天鼓励多卧床。术后应用营养神经、改善神经微循环等药物。

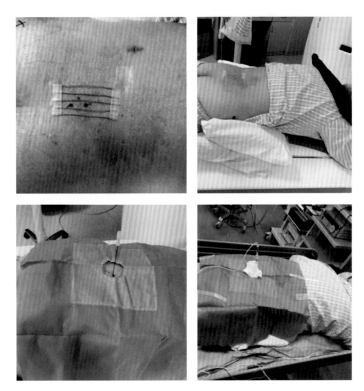

图 2-1　腰椎间盘射频消融术主要步骤

三、腰椎间盘射频消融术的优势

随着人均寿命延长、社会老龄化趋势日渐明显，腰椎间盘突出导致脊神经根压迫症的老年患者人群逐渐增多，且年龄逐渐增大。对于身体条件不允许行全身麻醉或开放手术的老年患者，腰椎间盘射频消融术是治疗腰椎间盘突出的有效方法。由于其创伤小、恢复快、花费少，腰椎间盘射频消融术作为一种姑息治疗，已成为腰椎间盘突出开放手术治疗的重要补充、替代方案。

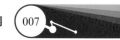

四、腰椎间盘射频消融术常见并发症

1. 出现操作相关并发症，如神经血管损伤等。
2. 出现切口不愈合、感染等并发症。

第二节　三叉神经痛

一、三叉神经半月节热射频术指征

1. 适应证

（1）年龄＞70岁。

（2）全身情况较差（心、肺、肝、肾、代谢性疾病等）。

（3）已行微血管减压术后无效或疼痛复发。

（4）拒绝开颅手术者。

（5）带状疱疹后遗症。

（6）鼻咽癌相关性三叉神经痛。

2. 禁忌证

（1）患者表现为三叉神经 V1 支症状。

（2）药物治疗有显著效果者。

（3）穿刺通路周围感染。

（4）严重出血倾向。

（5）精神病或神经官能症患者。

（6）严重心脑血管疾病。

二、三叉神经半月节热射频术治疗流程

1. 术前准备（术前评估）

（1）血常规、尿常规、肝肾功能、电解质、心肌酶、血糖、凝血功能等血生化检查，药物基因检测，炎症因子检测，传染性疾病筛查（乙型肝炎、丙型肝炎、艾滋病、梅毒等），心电图，胸片检查。

（2）三叉神经 MRI、头颅双源 CT、颞骨双源 CT。

2. 手术流程　采用前入路法穿刺卵圆孔。患者取坐位或仰卧位，头正中位或稍偏向对侧，无菌操作，皮肤进针点为疼痛侧口角外 2.5cm 处，针刺方向为正面对准同侧向前方直视的瞳孔，侧面为同侧外耳孔前 3cm 处。深度为 6cm 左右，进入卵圆孔刺中神经后，患者会感到突然的剧痛，此时再进针 0.5～1.0cm 即可达到半月神经节，拔出针芯，大多可见有清亮脑脊液流出。根据患者疼痛发作的分布区域，相应调整针尖的位置。再行电生理刺激，在相应三叉神经分布区出现麻木以验证针尖位置的准确无误，然后给予温控射频热凝，温度控制在 75℃，缓慢升温，每次持续时间为 120 秒。术后进行角膜反射检查、扳机点触发试验、感觉功能及咀嚼功能检查。最后拔出穿刺针，穿刺点粘辅料贴（图 2-2）。

3. 术后注意事项　术后监测意识、瞳孔、生命体征，加强宣教。饮食无明显禁忌。术后用药：甘露醇＋地塞米松，护胃、止血、营养神经药物。

三、三叉神经半月节热射频术的优势

三叉神经痛发病原因多样，有一部分患者并非后颅窝血管压迫三叉神经所致，可能是由带状疱疹后遗症、鼻咽癌、卵圆孔狭窄等多种原因导致面部疼痛症状。同时三叉神经痛多发于老年患者，部分患者可能难以耐受麻醉和开放手术。对非血管压迫造成三叉神经痛的患者，三叉神经半月节热射频术可作为首选方案，而对于其他手术风险高或其他手术治疗无效的患者，三叉神经半月节

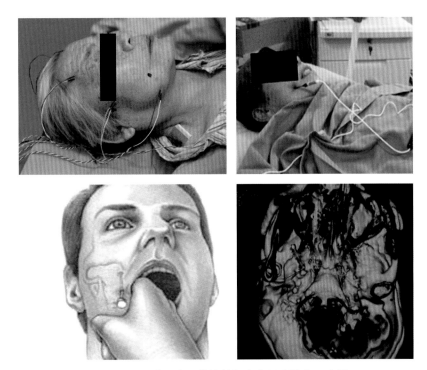

图 2-2　三叉神经半月节热射频术主要步骤和示意图

热射频术可作为补充或替代方案。

四、三叉神经半月节热射频术常见并发症

1. 出现操作相关并发症，如颅内出血，相关颅神经、血管内皮损伤等。
2. 出现穿刺点愈合不良、局部感染等并发症。

第三节　带状疱疹后肋间神经痛

带状疱疹后肋间神经痛是潜伏在感觉神经节的水痘-带状疱疹病毒经再激活而引起的皮肤疱疹和疼痛，疱疹痊愈后，后遗皮损区疼痛病程超过 3 个月者称为带状疱疹后神经痛。其发病机制复杂，包括病毒的潜伏和再活化、背根神经节的炎症或出血性坏死、脊髓后角的退化等。

由于射频治疗具有创伤小、靶向性强的特点，目前成为治疗带状疱疹后肋间神经痛的重要方法之一。其原理是通过加热产生可控的组织损伤（热凝固术）和利用电场或磁场来调节神经的疼痛信号传输。

射频治疗带状疱疹后肋间神经痛的靶点主要有肋间神经外周支和背根神经节，目前临床应用以前者为主。肋间神经外周支射频热凝通过将神经组织局部加热至 75℃，可使传递痛觉的 Aδ 和 C 纤维被破坏而保留运动神经功能。热凝射频术还可通过产热使蛋白质凝固、变性，从而阻断神经冲动的传导，降低中枢神经的兴奋性，阻断疼痛的恶性循环，达到治疗目的。其治疗方法为：患者取侧卧位，患侧朝上，皮肤常规消毒，穿刺点取背部正中线旁开 6～7cm，相对应于疼痛节段，注射 1% 利多卡因 2ml 作表皮局部麻醉。用 5cm 长绝缘穿刺针，尖端 2mm 为导电部分，进针触及肋骨后将针退出 1～2mm，使针头稍向下方，再沿肋骨下缘滑入 3～5mm 而穿过肋间外肌，此时有一落空感，并注入肋间隙，常可有异感，患者则有痛感并向前放射，此时针尖已接触到肋间神经，回抽无血和气体后将温控热凝电极插入，联结射频仪，接上负极，先以 50Hz，延时 1 毫秒，0.1～0.5V 的电压进行电生理方波刺激，患者有明显的疼痛反应，似神经痛发作，证实穿刺针位置正确。如电压超过 1V 仍无痛觉反应须调整针尖位置。方波刺激后再以 75℃进行热凝，持续时间 60 秒，连续 3～5 次，治疗完毕。

临床上也有选择背根神经节作为治疗靶点。背根神经节是脊神经后根上的神经节，由躯体和内脏的穿入神经组成，为疼痛传导的初级神经元，是研究治疗神经病理性疼痛的重要靶区。背根神经节穿刺定位需要借助 CT 或 X 线引导，存在射线辐射风险，且背根神经节解剖位置个体差异较大，穿刺针精确区分运动根和感觉根难度较大，存在穿破蛛网膜下隙及损伤神经根等风险，故临床应用少于肋间神经外周支射频。背根神经节射频治疗方法为：在 CT 引导下，以疼痛最严重的节段为中心，以该中心向上和向下各一个节段作为扫描的范围，定位于拟行手术的椎体节段，采用 1.0mm 薄层 CT 扫描于椎间孔腹侧上缘设定穿刺的路径，避开横突，标记进针点及激光投射平面，常规消毒铺巾并局部麻醉后使用射频套管针穿刺，在 CT 引导下缓慢进针，直到针尖处于椎间孔腹侧上象限 1/3

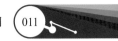

处。设定 45℃、120 秒时间进行脉冲射频刺激 3 个周期，治疗完毕。

第四节　交感神经型颈椎病

交感神经型颈椎病是临床上的常见颈椎病类型，常累及交感神经系统，引起头晕、头痛、目眩、胸痛、无汗或出汗、心律不齐、咽部异物感、耳鸣等系列交感神经兴奋或抑制的症状。星状神经节属于交感神经系统，星状神经节纤维分布广泛，包括头颜面部、颈部、上肢及上胸部。因此，星状神经节射频适用于其支配区内的多种疾病，其中对交感神经型颈椎病有明显的治疗作用。

通过临床观察，相对神经阻滞，连续脉冲射频治疗能够取得更满意的长期治疗效果；脉冲射频可以促进受损神经细胞的自我修复。脉冲射频作为一种神经调控技术，由于靶点温度不超过 42℃，不依赖温度毁损，不造成不可逆的神经损伤，也就克服了连续射频神经损毁带来的一系列副作用，是射频技术发展的新方向。

具体治疗方法：患者平卧，肩下垫一薄枕，取颈极度后仰卧位，口微张。常规消毒，在环状软骨平面摸清第 6 颈椎横突并标记。采用彩色超声仪，选用 3～12MHz 探头，探头套上无菌薄膜，皮肤用复合碘消毒，横向置于第 6 颈椎水平气管及颈动脉之间，稍加压力用探头把颈动脉推向一边，显示第 6 颈椎横突，随即可看到被椎前筋膜覆盖位于横突浅面的颈长肌，星状神经节即位于椎前筋膜及颈长肌筋膜深方。开启射频控温热凝器，采用 42℃、120 秒脉冲射频，每周 1 次，治疗 2 个周期。

第五节　颅内深部肿瘤

脑深部恶性肿瘤，如丘脑基底节肿瘤，部位深在，功能重要，手术切除困难且危险性大，致残率高。立体定向射频热凝治疗颅内深部肿瘤在短期内疗效确定，术后患者生活自理能力明显改善，生活质量提高。微创射频热凝治疗脑深部肿瘤创伤小，对难以耐受开颅手术的患者也适用。但治疗位于脑深部及功能区的胶质瘤须与脑脓肿、转移瘤等相鉴别。

具体治疗方法：患者麻醉后安装定位头架，CT薄层扫描定位，病灶侧中线旁、发迹内各钻孔一个，切开硬膜并止血，向靶心导入活检针，取材两份，一份冰冻活检，一份石蜡包埋病理，待术后进一步确认。冰冻活检结果符合术前诊断，用射频仪进行射频热凝治疗。热凝时间60～80秒，温度60～80℃，理论毁损半径为4～5mm。根据肿瘤实际大小，确定毁损靶点数量，采用多点交叉重叠的方式进行毁损，理论热凝毁损边界不超过肿瘤边界2mm。

第六节　多　汗　症

原发性多汗症是一种不符合人体正常体温调节、出汗过多并影响患者生活质量的慢性疾病。其常见出汗部位有头面、手掌、腋窝、胸背和足底。此类患者因局部多汗，多汗部位易发生擦烂性红斑、毛囊炎、疖，而在冬季，患者往往又因汗脚失去热量的速度较快，容易遭受冻伤，导致足部供血不足，从而造成足部皲裂。更为严重的是，因持续、大量多汗症状，可严重影响到患者的学习、社交、工作，对患者身心造成莫大困扰。据研究统计，全球原发性多汗症的发生率为0.6%～1%，而在中国南方地区发病率甚至高达2.6%～4.6%。经胸腔镜交感神经切除术是目前治疗多汗症的金标准，但该术式存在手术操作复杂、技术门槛高、治疗费用昂贵的缺陷。因此，愈来愈多的学者开始采用穿刺射频这一微创治疗方式治疗多汗症。

1. 诊断标准　不明原因的局部可见性出汗持续6个月以上，且至少同时具备下列2项：①出汗区域对称；②对患者生活造成显著影响；③出汗频率超过每周1次；④多汗初发于25岁以前；⑤有家族史；⑥无盗汗现象。鉴别诊断主要排除继发性多汗疾病，如甲状腺功能亢进、嗜铬细胞瘤、类癌瘤、脑肿瘤、外周血管疾病（雷诺综合征、红斑性肢体疼痛、手足发绀等）、眩晕脊髓疾病、心脏病、自主神经系统的结构性病变、肥胖症、更年期综合征、急性和慢性炎症相关慢性感染、药物或酒精戒断症状。

2. 手术禁忌证　①穿刺通路周围感染；②严重出血倾向；③口服药物或外用药物治疗显著效果；④严重的脊柱畸形；⑤严重的心理疾病或神经官能症；⑥严重心脑血管疾病。

3. 手术节段定位　目前中外学者对于相应交感神经节支配对应汗腺的部位基本达成一致共识：T2、T3 交感神经节多支配头面、腋窝及手掌汗腺，而 T4 交感神经节对应腋窝及手掌汗腺，L1～L3 交感神经节支配双足掌汗腺。根据患者多汗部分可选择单节段或多节段椎旁交感神经节行射频热凝治疗，目前最常开展的手术节段为 T2 及 T3。

4. 手术流程　采用背侧经皮穿刺入路，使用针尖裸露段长 1cm 的 22 号射频针，在透视影像辅助下，平肋骨头水平穿刺至紧贴椎体侧前方的相应节段交感神经节。达到靶区域后，首先采用 45℃脉冲模式测试，以避免射频范围累及相应节段脊神经根的运动或感觉支，如果累及脊神经根，可尝试略微加深进针深度。确认进针位置无误后，调整射频温度至 90℃持续毁损模式，持续 180 秒。毁损过程中注意观察相应区域皮肤温度上升及心率变化，也可进行末梢灌注监测，以提高治疗的有效性。

5. 术后处理　严密监测生命体征、指末氧饱和度、呼吸形态。饮食无禁忌，无特殊体位限制，无并发症情况下无须特殊用药，无须预防性使用抗生素。

6. 并发症　依据文献报道，经皮穿刺交感神经节射频术的术后并发症发生率约为 5%，主要包括霍纳（Horner）综合征、血气胸、代偿性多汗及胸背部疼痛。

（张文川　杨晓笙　吴祎炜　廖陈龙　周　晗　钟文翔）

参 考 文 献

[1]　Kim NH, Hong Y, Lee SH. Two-year clinical outcomes of radiofrequency focal ablation

using a navigable plasma disc decompression device in patients with lumbar disc herniation: efficacy and complications [J]. J Pain Res, 2018, 11: 2229-2237.

[2] Nie HY, Qi YB, Li N, et al. Comprehensive comparison of therapeutic efficacy of radiofrequency target disc decompression and nucleoplasty for lumbar disc herniation: a five year follow-up [J]. Int Orthop, 2018, 42 (4): 843-849.

[3] Lee DG, Ahn SH, Lee J. Comparative effectivenesses of pulsed radiofrequency and transforaminal steroid injection for radicular pain due to disc herniation: a prospective randomized trial [J]. J Korean Med Sci, 2016, 31 (8): 1324-1330.

[4] Zeng Z, Yan M, Dai Y, et al. Percutaneous bipolar radiofrequency thermocoagulation for the treatment of lumbar discherniation [J]. J Clin Neurosci, 2016, 30: 39-43.

[5] Chao SC, Lee HT, Kao TH, et al. Percutaneous pulsed radiofrequency in the treatment of cervical and lumbar radicular pain [J]. Surg Neurol, 2008, 70 (1): 59-65.

[6] Bharti N, Sujith J, Singla N, et al. Radiofrequency thermoablation of the gasserian ganglion versus the peripheral branches of the trigeminal nerve for treatment of trigeminal neuralgia: a randomized, control trial [J]. Pain Physician, 2019, 22 (2): 147-154.

[7] Wu H, Zhou J, Chen J, et al. Therapeutic efficacy and safety of radiofrequency ablation for the treatment of trigeminal neuralgia: a systematic review and meta-analysis [J]. J Pain Res, 2019, 12: 423-441.

[8] Abd-Elsayed A, Kreuger L, Seeger S, et al. Pulsed radiofrequency for treating trigeminal neuralgia [J]. Ochsner J, 2018, 18 (1): 63-65.

[9] Deng M, Cai H, Fang W, et al. Three-dimensionally printed personalized guide plate for percutaneous radiofrequency thermal coagulation in idiopathic trigeminal neuralgia [J]. Int J Oral Maxillofac Surg, 2018, 47 (3): 392-394.

[10] Jiao-li, Wang Peng. The animal model and pathogenesis research of postherpetic neuralgia [J]. Progress in Modern Biomedicine, 2015, 12 (25): 4953-4955.

[11] Jia Zi-pu, Hao Ren, Li Qian, et al. Pulsed radiofrequency reduced neuropathic pain behavior in rats associated with upregulation of GDNF expression [J]. Pain Physician. 2016, 19 (2): 49-58.

[12] Huang Bing, Zhou Xu-yan, Lu Ya-ping, et al. Selective percutaneous dorsal root ganglion radiofrequency thermocoagulation guided by CT scanning in treatment of post-herpetic neuralgi [J]. National Medical Journal of China, 2008, 88 (13): 885-888.

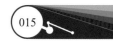

[13] Cohen SP, Sireci A, Wu CL, et al. Pulsed radiofrequency of the dorsal root ganglia is superior to pharmacotherapy or pulsed radiofrequency of the intercostal nerves in the treatment of chronic postsurgical thoracic pain [J]. Pain Physician, 2006, 9 (3): 227-235.

[14] Snidvongs S, Mehta V. Pulsed radiofrequency: a non-neurodestructive therapy in pain management [J]. Curr Opin Support Palliat Care, 2010, 4 (2): 107-110.

[15] Kelly PJ, Alker GJ Jr, Kall BA, et al. Method of computed tomography-based stereotactic biopsy, with arteriographic control [J]. Neurosurgery, 1984, 14 (2): 172.

[16] Fatemi NF, Abtahi-Naeini B, Pourazizi M, et al. Fractionated microneedle radiofrequency for treatment of primary axillary hyperhidrosis: A sham control study [J]. Australas J Dermatol, 2015, 56 (4): 279-284.

[17] Schick CH, Grallath T, Schick KS, et al. Radiofrequency thermotherapy for treating axillary hyperhidrosisp [J]. Dermatol Surg, 2016, 42 (5): 624-630.

第三章

射频手术在耳鼻咽喉头颈外科中的应用

20 个世纪 90 年代末，低温等离子射频消融系统（plasma-based radio frequency device）开始应用于耳鼻咽喉头颈外科领域，最初主要用于扁桃体切除术。经过 10 余年的发展，低温等离子射频消融技术日趋成熟，并逐渐扩大到了鼻、咽、喉部等多种疾病的治疗，如扁桃体部分切除术、会厌囊肿切除术、腺样体切除术、舌根增生淋巴组织消融术、鼻息肉和鼻窦炎手术、鼻腔粘连松解术，以及鼻、咽、喉腔血管瘤、乳头状瘤等的切除术。该技术甚至已经拓展到了耳鼻咽喉头颈部恶性肿瘤的手术领域，并显示出了明显的优势。目前，低温等离子射频消融技术已成为耳鼻咽喉头颈外科领域不可替代的手术治疗方式。

第一节　等离子射频手术在鼻部手术中的应用

一、下鼻甲低温等离子射频消融术

下鼻甲是附着于上颌骨内侧壁和腭骨垂直板鼻甲嵴上的单独卷曲骨片，有内外两面、上下两缘和前后两端，前后长 3～3.5cm。其表面被覆复层或假复层纤毛柱状上皮，厚薄差别大。下鼻甲是三个鼻甲中最大的，血流丰富，对鼻腔阻力、呼吸气流的温度和湿度等呼吸功能影响较大。中鼻甲以下区域的鼻腔接受

50% 以上的呼吸气流，下鼻甲可通过体积变化调节鼻腔气流的大小和阻力。此外，下鼻甲在鼻腔纤毛传输、体液及细胞免疫等防御系统中也占有十分重要的地位。因此，下鼻甲在维持鼻腔功能中具有重要意义（图 3-1）。

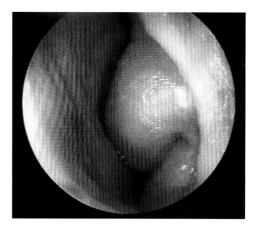

图 3-1　肥厚的下鼻甲

　　传统的下鼻甲部分切除术及后来出现的激光、微波等下鼻甲治疗方法，虽然减小了下鼻甲体积，但牺牲了下鼻甲表面黏膜功能，术后易发生出血、黏膜萎缩、鼻腔粘连等并发症。下鼻甲低温等离子射频消融术是等离子射频消融系统在耳鼻咽喉头颈外科领域开展最早、应用最多的一项手术。低温等离子下鼻甲射频消融术与吸切器下鼻甲成形术疗效相似，都是慢性肥厚性鼻炎的微创手术。下鼻甲低温等离子射频消融术既能达到下鼻甲减容，缓解鼻塞的目的，又可保护下鼻甲表面黏膜纤毛和黏液毯形态完整，几乎不破坏表面黏膜的生理功能，因此，该手术可重复进行。

［**手术适应证**］

1. 慢性肥厚性鼻炎、药物性鼻炎。

2. 鼻腔手术中消融代偿性肥大的下鼻甲。

［**术前准备**］

1. 局部麻醉或全身麻醉。

2. 4845 号等离子射频刀头。

3. 鼻内镜系统。

［**手术方法**］

1. 局部麻醉　患者用 1% 利多卡因行下鼻甲黏膜下浸润麻醉，自下鼻甲前端向后逐渐浸润至下鼻甲后端。如果下鼻甲仅为中后端肥大，则可自中部开始注射麻醉药物，只处理下鼻甲的中后端。如果患者为全身麻醉，可在下鼻甲注射生理盐水代替利多卡因或不注射任何药物。

2. 打孔消融　应用 4845 号等离子射频刀从下鼻甲前端刺入至黏膜下（图 3-2），在 5 挡能量作用下自前向后于黏膜下潜行消融肥厚的下鼻甲黏膜，直至后端。仅须处理中后端时，可自下鼻甲中部刺入至黏膜下，自前向后于黏膜下潜行消融肥厚的下鼻甲黏膜。

3. 填塞　多数情况下术中无出血，不必填塞。有时在进刀点有少量出血（图 3-3），可用无菌纱条填塞压迫止血。

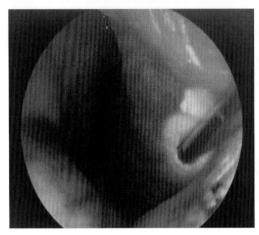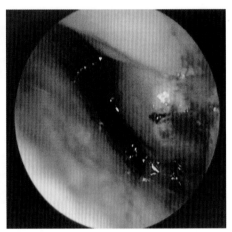

图 3-2　4845 号等离子射频刀从下鼻甲前端刺入　　图 3-3　进刀点有少量出血

[术中常见问题及处理]

等离子刀应走行于黏膜和下鼻甲骨之间，避免过浅穿透黏膜或贴近黏膜造成黏膜的损伤，但如果过深，则刀头易触及下鼻甲骨，术中一旦触及下鼻甲骨质，应及时调整进刀方向及深度以避开下鼻甲骨质。对于下鼻甲前端无肥大，单纯中后端肥大的患者，等离子刀可以自中部刺入下鼻甲组织并直至后端，从而避免不必要损伤。

根据下鼻甲的肥大程度，可行一点或多点打孔消融。对于肥大程度较轻的，一点打孔消融即可，平行于鼻底进刀，或平行于鼻中隔方向进刀。对于肥大程度较重的，可行两点或多点打孔消融。多点消融的孔道之间需要有一定的间距，防止距离过近导致等离子效应的叠加而造成下鼻甲组织的较大损伤。

进刀深度在等离子刀头标识的第 1 个和第 2 个黑线之间，第 2 个黑线处相当于下鼻甲后端位置，若太深则会穿透下鼻甲后端，造成鼻咽部副损伤；若太

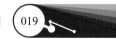

浅则下鼻甲后端消融范围不够，术后鼻塞改善不理想。出刀时用4挡短暂凝血后退出，或不用凝血。

[该术式优点]

1. 操作简单，手术在黏膜下进行，不破坏鼻腔黏膜，对鼻腔功能影响小，可重复进行。

2. 术中出血少，或几乎无出血，术后不用填塞或少许填塞。

3. 术后反应轻，痛苦小，恢复快，疗效好。

[该术式缺点]

1. 对于曾经接受过下鼻甲部分切除术或曾应用微波、电灼等术式治疗再次复发，且下鼻甲有明显瘢痕的患者治疗效果不理想。

2. 对慢性鼻炎合并下鼻甲骨质增生的，单纯下鼻甲等离子射频消融术的治疗效果欠佳，常须同时实施下鼻甲骨的手术，目前常用的是下鼻甲骨折外移术。

[术后并发症]

1. 出血　较大的出血常因术中对等离子刀进刀深度和方向掌握不好，误伤鼻咽部、刺透下鼻甲后端或刺破下鼻甲游离缘黏膜导致出血。

2. 粘连　如果不及时清理鼻腔可以导致下鼻甲与鼻中隔粘连。术后需要每日或隔日清理鼻腔，直至进刀点愈合。水肿或术后反应严重者可使用鼻喷激素治疗。

3. 下鼻甲骨髓炎　少数报道术后有继发下鼻甲骨髓炎，可能与刀头重复应用、消毒不严格或术中操作损伤下鼻甲骨质有关。

二、鼻腔良性肿物等离子射频切除术

鼻腔内翻性乳头状瘤、血管瘤和鼻咽部纤维血管瘤等良性肿瘤的治疗可选择不同的手术入路。对于局限在鼻腔的肿瘤，可采用鼻内镜下手术切除；对于广泛累及鼻窦的病变，可行上颌窦根治术入路、鼻侧切开或鼻外额筛窦切开等入路手术。但无论哪种传统术式，术中不可避免的出血会导致手术视野模糊，给手术操作带来困难，因而不易做到彻底切除病变。鼻内镜下应用低温等离子刀头切除肿瘤，便于在切割的同时分离基底部，并做到有效止血，视野清晰，可真正彻底切除肿瘤，术后无须填塞。

鼻腔血管瘤是来源于脉管组织的最常见的鼻腔良性肿瘤，本病可发生于任何年龄，但多见于青壮年。

鼻腔鼻窦内翻性乳头状瘤（nasal cavity sinus inverted papilloma，NIP）是较多见的发生于鼻腔外侧壁及鼻窦的黏膜上皮源性肿瘤，占鼻腔肿瘤的0.5%～4%，多发生于中年男性，男女比例为3∶1或5∶1。目前多采用Krouse的分期标准，即：Ⅰ期，肿瘤局限于鼻腔一个解剖部位；Ⅱ期，肿瘤局限于窦口鼻道复合体、筛窦和（或）上颌窦的内壁；Ⅲ期，术后复发或病变累及全组鼻窦伴骨质破坏；Ⅳ期，病变侵犯鼻腔鼻窦外结构或恶变。

鼻咽部纤维血管瘤（nasopharyngeal angiofibroma，NA）是易发生于男性青春期的起源于鼻咽部的良性肿瘤，因瘤体血管丰富，容易出血，故又称为"男性青春期出血性鼻咽血管纤维瘤"。NA占全部头颈部肿瘤的0.05%～0.5%，占鼻咽部良性肿瘤的24.6%～40%，发病机制尚不明确。发病部位在鼻腔后外侧壁中鼻甲附着处蝶腭孔周围，蝶骨翼突和犁骨水平翼在此交汇。NA为良性肿瘤，但局部扩展有恶性侵袭性特点。根据肿瘤的扩展方向和侵及范围可将肿瘤进行分型分期，Fisch分期：Ⅰ期，肿瘤局限于鼻腔或鼻咽部，无骨质破坏；Ⅱ期，肿瘤侵犯翼腭窝或鼻窦伴骨质破坏；Ⅲ期，肿瘤侵犯颞下窝、眶区、海绵窦侧壁的蝶鞍旁区；Ⅳ期，肿瘤侵犯海绵窦、视交叉或垂体窝。

［手术适应证］

1. 起源于鼻中隔、下鼻甲及中鼻道的鼻腔血管瘤。

2. Ⅰ级及Ⅱ级NIP。

3. Ⅲ级NIP，可以切吸钻结合等离子射频完成的手术。

4. Ⅰ、Ⅱ期NA的手术。

［术前准备］

1. 术前鼻内镜及CT或MRI检查确定肿物范围。

2. 全身麻醉术前常规准备。

3. 8872号等离子射频刀头。

4. 单极或双极电凝止血设备。

5. 有条件的情况下，术前至少 24 小时行 DSA 检查确定 NP 的血供，并行选择性动脉栓塞以减少术中出血。

6. NP 患者须常规备血。

[**手术方法**]

1. 全身麻醉鼻内镜下以稀释的肾上腺素盐水棉片或纱条收缩患侧鼻腔，暴露肿瘤基底（图 3-4）。

2. 将 8872 号等离子刀头置于肿瘤基底与起源的骨质之间（图 3-5），自上而下边切割边向下按压肿瘤，以便更加清晰暴露基底，直至将基底附着处连接完全切断。

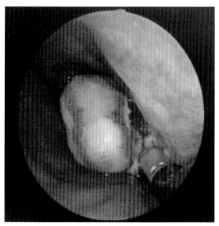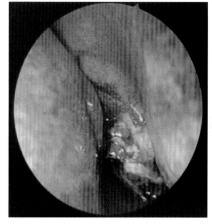

图 3-4　自肿瘤基底处开始切割　　　图 3-5　等离子刀头置于肿瘤基底与
起源的骨质之间切割

3. 将肿瘤自鼻腔整块取出。

4. 再以等离子刀将基底处及其周缘至少 0.5cm 的安全缘黏膜做消融切除直至术区骨面暴露并止血。

5. 以敷有红霉素软膏的明胶海绵或纳吸绵填塞鼻腔。

[**术中常见问题及处理**]

1. 出血　由于鼻腔肿瘤血供丰富，术中出血多是由于等离子刀进入肿瘤体内所致，收缩鼻腔时擦伤瘤体也会导致出血。处理方法：等离子刀沿肿瘤基底进行切割，勿进入肿瘤实质。在收缩鼻腔时要仔细，以免擦伤肿瘤。如果损伤的血管较大，单纯应用等离子刀头难以完全止血时，则可用电凝止血。

2. 基底暴露困难　对于侵及范围小的肿瘤，应用肾上腺素盐水棉片仔细收缩即可看到肿瘤的基底。有时肿瘤质地软，呈分叶状，可阻挡视野而影响操作，此时可用纱条或等离子刀刀柄下压肿瘤以保持视野清晰。对于收缩后仍难以暴露基底时，则单纯应用等离子刀完成手术较为困难，此时可先应用切吸钻切除大部分肿瘤，残余少量肿瘤及基底再用等离子刀处理（图3-6）。

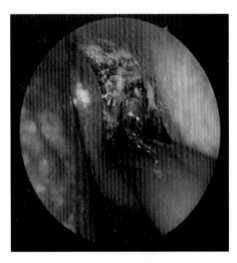

图3-6　消融肿瘤基底部并止血

3. 焦痂堵塞刀头　在切割组织时常可遇到焦痂堵塞刀头，反复清理焦痂不仅延长手术时间，也损害刀头而减弱等离子效应。处理方法：在不影响手术操作视野的基础上，尽量维持较大流量的氯化钠，另外，强力吸引器也可减少焦痂形成。

4. 切割深度及范围　对于起源于下鼻甲及中鼻道等处鼻腔外侧壁的肿瘤，为防止复发，切割深度宜达到骨质。对于起源于鼻中隔的肿瘤，切割深度到达黏软骨膜下为宜，不要损伤软骨，以防止术后继

发鼻中隔穿孔。切割鼻咽部肿瘤时，注意向两侧不要损伤咽鼓管咽口，以免术后造成医源性分泌性中耳炎。切割鼻咽顶壁及顶后壁的肿瘤时注意肿瘤是否有颅底及斜坡区的侵犯，以免等离子刀误入颅内而出现严重的并发症。

［该术式优点］

1. 出血少，损伤小，术后疼痛轻微。

2. 可以整块切除肿瘤，在肿瘤完整切除后可以进一步消融处理基底及其周围，可深达骨面，达到彻底切除肿瘤的目的，减少复发机会。

［该术式缺点］

1. 对于病变广泛而不能暴露基底的肿瘤单独应用等离子刀完成手术较为困难。

2. 有较大的血管出血，止血困难。

3. 对于广泛侵及鼻窦的肿瘤，尤其是肿瘤起源于上颌窦外下方或前下方的肿瘤，因刀头的弯曲程度所限难以到达肿瘤部位，故难以彻底切除窦腔肿瘤。

[术后处理]

术后鼻腔反应与传统鼻内镜手术相似，早期有干痂及水肿、肉芽组织增生。处理与传统鼻内镜手术相同，约 2 个月术区达到上皮化。

三、等离子辅助下功能性内镜鼻窦手术

慢性鼻息肉、鼻窦炎是耳鼻咽喉头颈外科的常见疾病。20 世纪 80 年代肯尼迪对鼻窦炎及鼻息肉的手术治疗提出了功能性内镜鼻窦手术（functional endoscopic sinus surgery，FESS）的概念，这使得鼻内镜鼻窦手术治疗进一步完善，并迅速推广，使微创外科在耳鼻咽喉头颈外科得到了广泛的发展。低温等离子辅助下功能性内镜鼻窦手术是在鼻内镜下应用低温等离子射频技术，并遵循 FESS 技术的内涵，将组织清除，保留可逆性的炎性病变黏膜，改善和重建鼻腔、鼻窦通气引流通道并尽可能保留鼻腔、鼻窦的基本结构，以达到治愈的目的。

[手术适应证]

1. 影响中鼻道通气和引流的阻塞性病变。

2. 慢性鼻窦炎（伴或不伴鼻息肉）经非手术治疗症状无明显改善。

[术前准备]

1. 鼻窦 CT 观察鼻腔和鼻窦的解剖变异、病变组织的部位及与相邻组织的关系。

2. 全身麻醉术前常规准备。

3. 8872 号等离子射频刀头。

4. 术前应用抗生素。

5. 鼻内镜手术系统。

[手术方法]

1. 患者仰卧，经口气管插管全身麻醉，头略偏向右侧，医生在患者的右侧（图 3-7）。

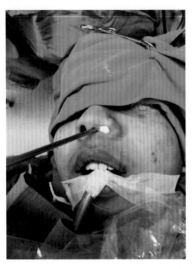

图 3-7　患者手术体位

2. 鼻内镜手术技术

（1）Messerklinger 技术：该技术的手术顺序是从前向后开放 / 切除鼻窦，即切除钩突、开放 / 切除前组筛窦（包括筛泡、筛泡上隐窝、额隐窝和额窦口开放）、上颌窦口开放、开放 / 切除后组筛窦，最后扩大蝶窦口。在实际操作中，术者可根据患者病情和解剖特点对顺序做一些变化，总体原则还是从前向后的手术顺序。目前该技术也是多数医生采用的手术技术。

（2）Wigand 技术：该技术的手术顺序是从后向前开放 / 切除鼻窦，即先开放蝶窦口或切除蝶窦前壁，然后转而向前开放后组筛窦，继而开放前组筛窦和额窦，最后完成上颌窦口开放。

3. 手术步骤

（1）鼻内镜下 1% 丁卡因加肾上腺素棉片局部收缩鼻腔黏膜。等离子射频仪切割能量用 5 挡，止血 4 挡，若病变硬韧，血运丰富，可上调切割及止血挡位。

（2）钩突切除术：首先确定钩突的解剖位置，钩突和前方上颌骨额突的衔接缘通常呈现一个弧形的切迹。从中鼻甲腋下方开始，应用 8872 号等离子射频刀沿此凹陷切迹做一弧形切口（图 3-8），直至钩突尾端，下鼻甲附着之上，边切割边止血，并将钩突推向内侧，使之与中鼻道外侧壁完全分离，用咬切钳取出，完整切除钩突。等离子刀与黏膜表面保持一定距离，避免刀头与黏膜粘连。

（3）上颌窦口开放术：应用 8872 号等离子射频刀按上述方法切除钩突，敞开筛漏斗，显露鼻囟门和上颌窦自然口，以上颌窦自然口为起点和中心应用等离子射频刀扩大（图 3-9）。如果存在副口，可从副口开始向前扩大到自然口。单纯的上颌窦口开放，刀头尽量避免朝向筛窦，以免损伤筛泡。

（4）筛窦开放术：按 Messerklinger 技术，先用 8872 号等离子射频刀切除钩突，然后应用等离子射频刀靠近中鼻甲处切开筛泡表面黏膜，逐层切割，直至开放前组筛窦。如果病变侵及后组筛窦，继续向后切除中鼻甲基板，向后开放

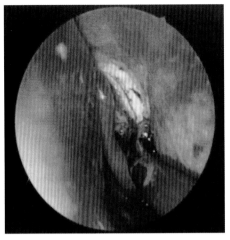 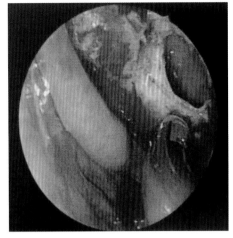

图 3-8 沿钩突和前方上颌骨额突的切迹 图 3-9 鼻窦口扩大开放并止血
做一弧形切口

后组筛房，术中须配合应用咬切钳将筛泡切除。

（5）蝶窦手术：根据病变范围确定手术方式。累及筛窦及蝶窦的病变可按 Messerk linger 技术应用等离子射频刀逐一开放前组筛窦和后组筛窦，进而探查蝶窦口，应用 8872 号等离子射频刀切除窦口黏膜，边切割边止血，并扩大蝶窦口。如病变累及蝶窦，为孤立性蝶窦炎，则可外移中鼻甲，显露其后上方的上鼻甲，显露蝶筛隐窝，探查蝶窦口，并应用等离子射频刀切除窦口黏膜，开放、扩大蝶窦口，如窦壁骨质较厚，可配合应用骨钻扩大蝶窦口。

（6）额窦手术：额窦和额隐窝位于筛窦的最前方，额窦后壁是前颅底，解剖位置隐蔽及内部结构复杂多变，手术相对复杂。额窦底可切除的范围即是额窦口扩大的界限，由于等离子射频刀相对较电动切削系统粗，行额窦开放术有一定局限性。

（7）合并鼻息肉的手术：位于中鼻道的息肉，可应用 8872 号等离子射频刀自息肉表面直接消融，逐步消融息肉，直至中鼻道，然后再按照上述方法进行手术。对于嗅裂区的鼻息肉，应用等离子射频刀切除操作空间有限，对这部分病变进行处理时，应注意防止等离子刀头误伤中隔黏膜，勿将等离子刀头的切割面对向中隔面。

（8）充分止血后，术后鼻腔填塞纳吸棉。

［术中常见问题及处理］

1. 对于慢性鼻窦炎Ⅰ型（1、2期）、Ⅱ型（1、2期）的患者，较适用于此术式。对于Ⅰ型（3期）、Ⅱ型（3期）及Ⅲ型的复杂病情的患者，须联合应用电动切割系统才能将病变彻底切除。

2. 对于低温等离子刀的熟练掌握程度和鼻内镜的熟练使用决定了术中可逆黏膜的保留程度及手术的切除范围。

［该术式优点］

1. 出血少，视野清晰。

2. 等离子射频刀可最大限度地弯曲刀头，能达到切削系统所达不到的位置和角度。

3. 低温下操作，对周围组织的热损伤小，可有效避免对正常鼻腔黏膜的损伤。

［该术式缺点］

1. 由于8872号低温等离子刀前端比切削系统钻头粗，操作不慎可损伤鼻腔的正常黏膜。

2. 8872号等离子刀头对于复杂的、复发的鼻窦炎有一定局限性，须结合切削系统共同完成手术。

［术后处理］

1. 术后处理与常规鼻内镜功能性鼻窦手术相同。

2. 术后1周开始清理鼻腔，保证鼻腔通畅。术后第1个月每周行鼻内镜检查，第2个月每2周行鼻内镜检查，第3个月以后每个月检查1次，直至患者黏膜恢复正常。

3. 口服小剂量抗生素，合并鼻息肉患者应用鼻喷激素。

［术后并发症］

无特殊并发症，同传统FESS手术。

1. 鼻内并发症，包括术腔粘连闭塞、窦口闭锁。

2. 眶眼并发症，包括视神经损伤、眶内血肿或积气、眼球运动障碍及泪道的损伤。

3. 颅底并发症，包括脑脊液鼻漏等。

第二节　等离子射频手术在咽部手术中的应用

一、等离子射频扁桃体和腺样体切除术

（一）等离子射频扁桃体切除术

扁桃体位于呼吸道和消化道的起始部，分为内侧面和外侧面，外侧面较大，外被一结缔组织包膜与咽上缩肌相邻，且附着不紧密，形成一潜在腔隙，称为扁桃体周围隙。扁桃体的手术方式包括两大类：一类是冷器械手术，包括传统的扁桃体剥离术和挤切术；另一类是热器械手术，包括应用激光、高频电刀、等离子射频刀、超声刀等的手术。传统手术，尤其是扁桃体剥离术对组织损伤大，术中易出血，反复炎症粘连解剖层次不清时，易损伤咽缩肌及深部血管，扁桃体过大者下极容易遗留残体。扁桃体热器械手术能明显减少术中出血，减轻损伤，低温等离子射频手术就是近年来在国内外应用较多的术式。

［手术适应证］

适用于所有传统术式的适应证。

［术前准备］

1. 全身麻醉。

2. 5874 号等离子射频刀。

3. Davis 开口器。

4. 备双极电凝止血设备。

［手术方法］

1. 经口气管插管全身麻醉。

2. 患者仰卧，头正中后仰。术者坐于患者头前，Davis 开口器暴露口咽部，显露需要切除的扁桃体。

3．用 Lucas 钳或扁桃体抓钳钳夹欲切除的扁桃体并向对侧牵拉，初步显露扁桃体的外边界（图 3-10）。

4．应用 5874 号等离子射频刀沿着舌腭弓黏膜切开，逐层缓慢进行切割，直至扁桃体的外侧被膜处，暴露扁桃体周围隙。切割的能量选择 7～9 挡，止血为 3～5 挡。切割过程中有小的渗血点应及时止血。

5．沿扁桃体周围隙进行切割，可以自上而下或自下而上进行切割，术中注意调整钳夹的方向，以保证清楚地显露扁桃体周围隙（图 3-11）。

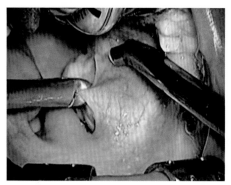 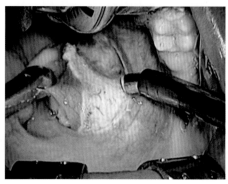

图 3-10　扁桃体抓钳并向对侧牵拉欲切除　　图 3-11　沿扁桃体周围隙自下而上进行切割
　　　　的扁桃体，显露扁桃体的外边界

6．最后将扁桃体自下极处完整切下，检查扁桃体窝是否有扁桃体残留，并彻底止血。

［术中常见问题及处理］

1．扁桃体周围隙显示困难　扁桃体慢性炎症较重时会与周围组织有明显的粘连，从而导致界限不清。术中逐层切割直至扁桃体外侧被膜处，不要进入扁桃体实质中，同时要注意调整扁桃体的牵控方向，尽量使操作部位扁桃体的外侧边界得到最大程度的暴露。之后沿着扁桃体外侧最突起处开始切割，此处即为扁桃体与其周围间隙的交界处。

2．焦痂堵塞刀头　由于口咽腔操作空间较大，手术操作的视野相对较宽阔，为了防止焦痂堵塞刀头，可以维持较大流量的生理盐水，刀头接强力吸引器可避免刀头堵塞而形成焦痂。

3．术中出血　扁桃体的血液供应较丰富，主要集中于扁桃体被膜外和咽旁间隙中。术中出血的主要原因一是切割的速度快，二是切割的过深，严重者可误入至咽旁间隙，导致大血管甚至颈动脉的损伤，造成严重后果。因此，术中注意控制手术速度，刀头轻触需要切割的组织，逐层进行切割，保持层次及视野清晰。小的出血点应用等离子射频止血，较大的出血点应用双极电凝止血。

4. 悬雍垂及软腭、舌根的副损伤　由于悬雍垂及软腭、舌根均在术野之中，术中可应用扁桃体拉钩或其他辅助器械将悬雍垂拉开或保护以上结构，从而避免副损伤。

5. 需要切除的扁桃体范围无统一标准　目前尚在探索之中，国外学者在扁桃体被膜内将扁桃体做大部分切除，扁桃体被膜及贴近被膜的少部分扁桃体组织加以保留，称之为"囊内切除法"。

［该术式优点］

1. 低温等离子刀可以边切割、边止血，可明显缩短手术时间，减少术中出血量。尤其对于扁桃体被膜与周围组织粘连明显的病例，不需要花过多的时间分解粘连和压迫止血。

2. 等离子手术操作轻柔，对周边组织牵拉挤压少、热损伤范围小，对肌肉纤维损伤较小，对神经末梢如迷走神经、舌咽神经刺激较小，因此术后疼痛轻，伤口反应轻，咽部水肿不明显。

［该术式缺点］

术后出血、感染方面与传统手术无明显差异，但等离子内生热效应造成组织热损伤导致胶原变性，在扁桃体窝处形成较厚的保护膜，从而减少刺激和疼痛。但白膜也可阻碍组织损伤后纤维组织的生成及炎性细胞因子的保护作用，因此白膜脱落时间较传统术式长、恢复慢（图3-12）。

［术后处理］

术后处理与常规扁桃体切除术相同，主要注意饮食，预防感染。术后早期疼痛较传统术式减轻，后期相似。白膜一般于

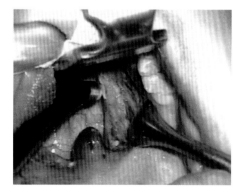

图3-12　术区可见明显白膜

术后 2～3 周脱落，愈合后的表现与传统术式相似。

［术后并发症］

1. 出血　术后原发和继发性出血少见。少许出血可以观察，若出血量较多，可再次应用等离子刀或双极电凝止血。

2. 感染　患者若因疼痛不进食，或饮水少，不能坚持漱口，可导致术区白膜明显增厚、变黄，故术后须鼓励患者多饮水，勤漱口，适量应用抗感染药物治疗。

（二）等离子射频腺样体切除术

腺样体又称为咽扁桃体、增殖体，位于鼻咽顶壁与后壁交界处，两侧接近咽鼓管咽口，表面凹凸不平，形似橘片，是组成咽淋巴环的重要腺体。正常情况下，6～7 岁发育至最大，青春期后逐渐萎缩，成年人仅有少量残体。当其受到抗原刺激时，增生肥大，表现出相应的症状，如张口呼吸、睡眠打鼾、鼻塞、流脓涕及听力下降等，称为腺样体肥大（图 3-13）。腺样体切除的手术方法有多种，传统的腺样体刮除手术有一定的盲目性，切割的范围和深度不易确定，易产生术后大出血、残体存留、损伤咽鼓管圆枕导致咽口闭锁等严重的并发症，对儿童的伤害较大，临床已很少采用。经内镜下低温等离子射频腺样体消融术可在直视下进行手术操作，便于医生辨

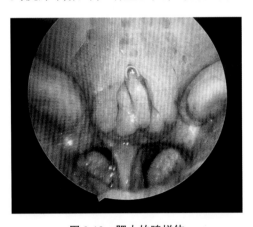

图 3-13　肥大的腺样体

别腺体与周围组织的关系，确定手术的范围，创面基本不出血或微量出血，手术范围无死角，可以确保彻底切除腺体组织，且对周围组织无损伤，是目前常用的腺样体切除术式。

［手术适应证］

1. 腺样体肥大引起夜间睡眠张口呼吸、打鼾、憋气或有闭塞性鼻音。

2. 腺样体肥大伴鼻腔、鼻窦炎症反复发作，或上呼吸道反复感染。

3. 腺样体肥大堵塞咽鼓管咽口引起分泌性中耳炎或导致化脓性中耳炎，久治不愈。

4. 已经形成"腺样体面容"，并有消瘦、发育障得。

[**术前准备**]

1. 详细询问病史和进行体格检查。询问有无疾病过敏史及近期气道感染史，检查有无腭扁桃体肥大和（或）分泌性中耳炎、鼻窦炎。

2. 完善相关检查。鼻咽侧位片、鼻内镜或电子纤维喉镜检查明确腺样体肥大，声阻抗及耳内镜检查明确有无分泌性中耳炎。

[**手术方法**]

1. 患儿仰卧，头低位。用 Davis 开口器暴露口咽部。分别用两根粗细合适的硅胶管一端自鼻腔导入后经口咽腔导出，另一端留在前鼻孔之外，两端固定于铺巾处，以便将软腭及悬雍垂拉起显露鼻咽部（图 3-14）。

2. 术者坐于患者头位前方或站于患者右侧进行操作，左手持 70° 鼻内镜，右手持 5874 号等离子刀手术，术者的对面为显示器。

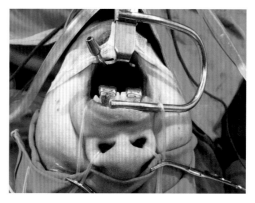

图 3-14　Davis 开口器暴露口咽部，粗细合适的硅胶管一端自鼻腔导入后经口咽腔导出，另一端留在前鼻孔之外

3. 手术步骤：左手持 70° 鼻内镜，右手持 5874 号等离子刀头，选 7 挡消融，3 挡止血。先自肥大的腺样体下端与咽后壁交界处开始切割，从下至上，从左至右，由浅入深，逐层"蚕食样"消融切除。如果腺样体增生程度较重，也可采取部分组织块状切割和"蚕食样"消融切除相结合的切除方式。对于接近后鼻孔或凸入到后鼻孔的腺样体组织，需要弯曲等离子刀前端刀柄才能到达此处的术区。经过逐层消融直至后鼻孔完全显露，两侧咽鼓管圆枕周围无肥大的淋巴组织，无明显出血后手术结束。

[**术中常见问题及处理**]

1. 开口器的选择　根据患儿年龄大小选择合适长短的压舌板以利于上压舌

体和暴露口咽部，同时要根据术者的操作习惯，选择开口器的开口方向。如果术者习惯右手操作，则应该选择右侧开口的开口器，反之亦然，以便术中左右或前后移动等离子刀时不被开口器的弓形弯曲阻挡，而有足够的活动空间。

2. 挡位的选择　切割能量选择 7～9 挡，止血选择 3～5 挡，年龄愈小，则腺样体愈软，出血愈少，需要的挡位相对较小；反之，年龄大的患儿，腺样体质地较硬，易出血，需要切割和止血的挡位就愈高。

3. 切割方式　主要采用逐层打薄消融直至椎前筋膜为主的方式消融切除

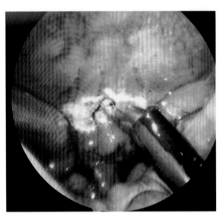

图 3-15　自腺样体下端与咽后壁交界处
开始切割

（图 3-15），也可采用消融切除与块状切割相结合的方式，即：自椎前筋膜与腺样体之间进行切割，将腺样体做大块状切除，再将其余的腺样体做消融切除。此种方式适用于腺样体较大且患儿年龄较大者。

4. 切割范围及深度　在 70° 鼻内镜下可以清楚地显露术野，将肥大的腺样体彻底切除。注意向后深度不要超过椎前筋膜，向上达到后鼻孔显露清楚，向两侧不要损伤咽鼓管圆枕，也不要残留隐藏在咽鼓管内下方的淋巴组织。有时此处增生肥大的腺样体可以与咽鼓管尾端同时增生而阻挡后鼻孔外上方而可能影响术后鼻腔通气，此时可以将增生的两者一并切除，因为咽鼓管尾端距离咽鼓管咽口较远，因此不会导致术后出现咽鼓管功能障碍。

5. 减少术中出血的方法　术中只要操作得当，可以做到无血或仅有少许渗血，无须额外的止血设备处理出血。出血最常发生的部位是接近两侧后鼻孔上缘处。首先要注意等离子刀头应轻触需要切除的腺样体，使刀头和欲切除的组织间形成有效的等离子层，产生的低温可即时将小血管凝闭。其次，刀头移动的速度不要太快，以保证刀头和组织间有一定的切割和止血的作用时间。另外，在腺样体未完全切除的情况下，少量出血无须马上止血，因为出血点常隐藏在已经切割的部位和残留的腺样体组织的缝隙之间，出血点隐蔽深在而难以做到有效止血。有效的做法是将出血部分周围残余的腺样体组织切割干净，使创面平整，这样既有利于出血点的暴露和止血，也可在切割组织过程中自行止血。如果出血较多，通过以上处理仍难以有效止血，可以应用双极电凝或单极电凝止血。

6. 等离子刀的处理　术中最常见的问题是焦痂堵塞刀头，解决办法是用于大流量的生理盐水，同时用强力吸引器，才能保证手术过程的顺利流畅。另外，由于刀头为直杆而无角度，对于接近后鼻孔难以到达术区的腺样体，可将刀头前端弯曲成一定的弧度，即可到达后鼻孔的手术区域。

［该术式优点］

1. 术野清晰，术中出血少，手术时间短，切除彻底。

2. 术后手术创面形成一层蛋白质假膜（图 3-16），既有止血作用，同时又可保护创面，减少感染和术后粘连的机会。

3. 手术的深度和范围易于控制。

4. 术后反应轻，恢复快，疗效好，复发率低。

［该术式缺点］

鼻内镜下的腺样体手术，若操作不熟练，则切除的深度无法准确把握。若切除过浅，则残留的组织多，术后症状改善不明显，复发率高；若切除过深，易损伤椎前筋膜，导致术后项部疼痛，术后一定时间内患儿不敢仰头。

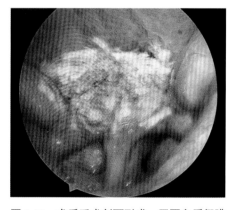

图 3-16　术后手术创面形成一层蛋白质假膜

［术后处理］

应用鼻喷激素及海盐水喷鼻 2 周。对于合并鼻窦炎、分泌性中耳炎的患儿，加用黏液促排剂。术前阻塞程度重且腺样体异常肥大者，与术前相比，术后第 1 天即有明显的好转，而腺样体阻塞程度轻者，因术中硅胶管刺激鼻腔黏膜水肿，需要 1 周左右恢复，故于术后 1 周后开始有明显的好转。术后 1 周左右多数患儿鼻腔有臭味，与术区白膜较厚、色泽污浊有关。术后创面完全愈合时间约 4 周。

［术后并发症］

1. 原发和继发性出血　原发性出血的原因主要与鼻咽顶部及接近后鼻孔处

操作不熟练或深部创面的止血不牢靠有关，加之患儿术后哭闹，血压升高导致已经止血的血管再次迸裂。继发性出血的原因可能与腺样体创面假膜脱落、感染及潜在的凝血功能障碍有关。

2. 发热　多于术后当日及术后第1天发热，且年龄较小同时行扁桃体和腺样体切除的患儿多见，多属于术后吸收热，少部分患者为合并呼吸道感染。

3. 椎前淋巴结炎　患儿的主要症状是术后项部疼痛，头不能后仰。可能和术前腺样体炎症重，腺样体组织切除过多导致椎前筋膜损伤有关，故术中不要切除过深，避免损伤椎前筋膜，围术期合理使用抗生素。

4. 鼻咽部粘连和狭窄　少见。只要术中无软腭的鼻咽面损伤，患儿不是瘢痕体质，一般不会发生此种并发症。

二、等离子射频辅助下腭咽成形术

上气道狭窄阻塞是阻塞性睡眠呼吸暂停低通气综合征（obstructive sleep apnea hypopnea syndrome，OSAHS）的主要原因。国内学者将OSAHS阻塞部位分为4型：Ⅰ型，狭窄平面在鼻咽以上（鼻咽、鼻腔）；Ⅱ型，狭窄部位在口咽部（腭和扁桃体水平）；Ⅲ型，狭窄部位在下咽部（舌根、会厌水平）；Ⅳ型，以上部位均有狭窄或两个以上部位狭窄。从以上可以看出咽部的阻塞在OSAHS成因中占有重要的地位。1981年，Fujita将日本Ikematsu在1964年首创的一个治疗鼾症的术式命名为悬雍垂腭咽成形术（uvulo palato pharyngo plasty，UPPP），从20世纪80年代开始，该术式被广泛用于治疗OSAHS。但是，在20世纪90年代，用多导睡眠监测仪（polysomnography，PSG）评估UPPP术对OSAHS治疗效果，其成功率仅为50%～60%，结果并不理想。近年来将等离子射频应用于OSAHS咽部阻塞的治疗，对UPPP进行了改良，不仅对软腭、悬雍垂及咽侧索进行处理，而且充分考虑了咽部前壁的主要组成结构舌体及舌根对咽部狭窄阻塞所起到的作用，同时对舌体及舌根进行了"瘦身"，充分扩大了咽部气道的空间。

［**手术适应证**］
适合于除颌面严重畸形以外的OSAHS患者和曾行咽部手术术后瘢痕狭窄粘

连较重须再次行 UPPP 手术的 OSAHS 患者。

[术前准备]

1. 按照 PSG 或睡眠监测床垫及其他定位方法确定阻塞部位。

2. 全身麻醉术前常规准备。

3. 等离子手术系统治疗仪和一次性 Reflex 4855 或 5874 号刀头。

[手术方法]

1. 全身麻醉后，患者平卧仰头位，Davis 开口器暴露口咽部。术者坐于患者头侧，戴头灯。

2. 全身麻醉下根据术前及术中观察局部情况确定软腭切除的范围。软腭的切除范围向外为前小柱切口最外侧方，内侧朝向悬雍垂的根部，向下距离软腭游离缘 5～10mm，对侧对称性切除（图 3-17）。

3. Relex 5874 号刀（7 挡切割，3 挡止血）于悬雍垂两侧对称切开软腭口咽面黏膜，切除部分软腭组织（图 3-18）。切除至扁桃体上极，用卢克钳或扁桃体抓钳向内侧牵拉扁桃体，用 Reflex 5874 号刀于扁桃体被膜外切除双侧扁桃体，对于扁桃体较小者可保留部分扁桃体。切除软腭前面的黏膜时保留大部分后柱及舌咽肌，使后部黏膜瓣略长于前部。于悬雍垂两侧呈倒 U 形切除软腭口咽面黏膜，消融腭帆间隙肥厚的脂肪组织。

4. 用 4-0 线两侧对称地自扁桃体下极处缝合，将软腭鼻咽面黏膜尽量向前

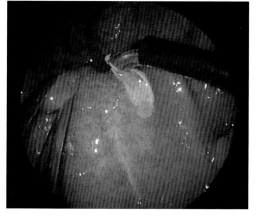

图 3-17　悬雍垂两侧切开软腭口咽面黏膜

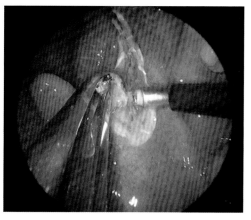

图 3-18　切除部分软腭组织

翻，与前面黏膜边对边缝合，以扩大鼻咽腔，前移软腭。缝合局部黏膜及肌肉组织以增加缝合强度，防止术后缝线脱落。缝合一直到悬雍垂根部。

5. 如软腭紧张程度较高，咽部气道仍狭小，用 Reflex 5874 号刀进一步自悬雍垂根部切开松解软腭。

6. 根据软腭局部情况缝合，此时评估悬雍垂与软腭及舌根的距离，用 Reflex 5874 号刀切除部分悬雍垂黏膜，以缩短悬雍垂并增加与舌根的距离，不仅可以扩大舌后气道的空间，而且可减少软腭前移导致的悬雍垂过长引发的咽部异物感及术后的局部肿胀。

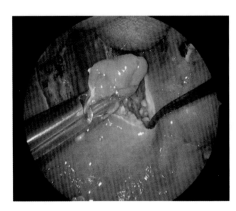

图 3-19　软腭游离缘及悬雍垂根部向硬腭方向打孔消融

7. 成形后，软腭及悬雍垂的肥厚问题较为突出者用 Reflex 4855 号等离子刀头从软腭游离缘及悬雍垂根部向硬腭方向进行打孔消融，共打 3～5 孔，能量级 5 级，每孔消融时间 15 秒（图 3-19）。

8. 舌等离子射频打孔消融术（coblation-channelling for the tongue，CCT）。根据局部整体的原则及个体化原则。要充分考虑舌根及舌体肥大导致的软平面及舌根平面气道的狭窄，对于肥大的舌进行 CCT 治疗。

［该术式优点］

1. 操作简单，出血少，手术风险明显降低。

2. 可选择性地切割、消融或削薄肥厚的咽腔组织。

3. 患者术后痛苦减轻。

［该术式缺点］

对较粗的动脉性出血须借助双极电凝或缝扎止血。

［术后处理］

术后当日即可进流食，两周内进软食。术后 6 天拆线。抗生素预防感染 1 周。

［术后并发症］

术后迟发出血多在术后 9～12 天，由于假膜脱落所致。

第三节　等离子射频手术在喉部手术中的应用

一、会厌囊肿和喉乳头状瘤等离子射频消融术

（一）等离子射频会厌囊肿切除术

会厌囊肿是耳鼻咽喉头颈外科常见疾病，由会厌黏膜黏液腺管阻塞或喉先天性畸形导致（图 3-20）。会厌囊肿以手术治疗为主。传统的手术方法是在间接喉镜或支撑喉镜下单纯咬除囊壁，但对软骨表面的囊壁往往不能去除，因此术后复发率高。同时由于会厌、舌根处血供丰富，如果止血困难则十分危险。将鼻内镜技术和低温等离子技术相结合的手术方法充分利用了低温等离子刀在手术操作过程中可以

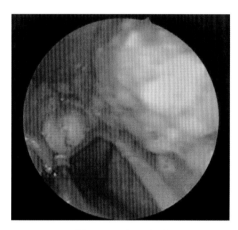

图 3-20　会厌囊肿

同时消融、止血、冲洗、吸引及低温等特点，同时融合了鼻内镜照明好，手术视野清晰，在显示器上可以放大病灶，操作精确的优点，达到在直视下彻底切除病变、术中基本无出血、手术时间短、术后疼痛轻，是一种实用的微创技术。

[**手术适应证**]

绝大多数的会厌囊肿。

[**术前准备**]

1. 喉镜检查确定囊肿部位及范围，同时还要明确患者咽部、舌根的解剖特点。

2. 全身麻醉术前常规准备。

3. 5874 号或 7070 号低温等离子刀。

4. 多种管径的支撑喉镜。

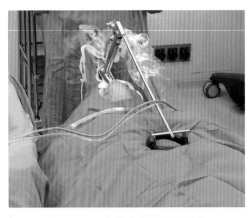

图 3-21　用支撑喉镜将舌根挑起

5. 双极电凝止血设备。

[**手术方法**]

1. 暴露囊肿　全身麻醉后，用支撑喉镜将舌根挑起，充分暴露病变部位，在 30° 内镜下仔细观察囊肿的范围及与周围组织的关系（图 3-21）。

2. 切除囊肿　根据囊肿的部位及大小选择不同的手术方法。

（1）如果囊肿比较小，或根蒂部很明显，应用 5874 号低温等离子刀紧贴囊肿的基底部，逐渐消融切割，在不损伤会厌软骨膜的情况下将囊肿完整切除。

（2）如果囊肿比较大，其根蒂部不能清楚显露，应用 5874 号低温等离子刀将囊壁表面打穿一点适量吸出囊液，当囊肿变小后，其根蒂部清晰可见时，术者一手用喉息肉钳牵拉囊壁，使囊肿基底部充分显露，另一手持 5874 号低温等离子刀贴着根蒂部将囊壁完整切除（图 3-22）。

[**术中常见问题及处理**]

1. 囊肿暴露困难。对于肥胖颈短、舌体肥厚或因颈椎病而致颈部活动度减小、喉结前倾者，术中用支撑喉镜暴露囊肿困难较大，可选用镜体带一定角度的鼻内镜来观察囊肿。

2. 一般来说，低温等离子刀将消融功率设定能量 7 挡、凝血 3～5 挡，对于舌会厌间隙内较大血管出血，需要将凝血

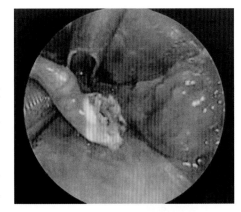

图 3-22　囊肿完整切除后

功率调到 5 挡。如果低温等离子刀止血不确切，必要时需要应用长柄的双极电凝止血。

3. 在切除囊肿壁时应注意切除的深度，避免损伤会厌软骨。术后会厌软骨坏死、畸形是该术式比较严重的并发症，因此术中在切除近会厌软骨一侧囊壁

时必须注意深度及功率。

4．调整低温等离子刀冲水的流量，防止刀头堵塞。如果冲水量过小会堵塞刀头，影响手术效果，冲水量过大则会影响手术视野。通过调整冲水的压力将冲水量调整到合适水平，也是手术成功的重要条件之一。

5．对于较大的囊肿，麻醉师在插管时需要注意不能将囊肿壁损伤，避免囊壁破损，大量囊液流出，而导致误吸发生。

[该术式优点]

1．内镜照明好，手术视野清晰，可充分显露病变，减少术野的死角；可以在显示器上放大病灶，精确操作。

2．低温下手术，可减少热辐射，降低损伤会厌软骨的风险，术后会厌水肿轻。低温可以预防氧气爆炸。

3．手术过程中无出血，治疗范围容易控制，可以完整切除囊壁，防止复发。

4．术后疼痛轻，创面恢复快。手术时间明显缩短，尤其对于一些老年患者，手术风险明显降低。

[该术式缺点]

1．切割功率过大或切割方向失误可损伤会厌软骨。

2．如果囊肿暴露不好则手术将很难完成。对于个别舌体过度肥厚、咽腔狭窄、颈部粗短或颈椎疾病患者，囊肿不能完整显露，该术式难以完成。

[术后处理]

术后常规应用预防感染药物治疗1～3天，同时术后前3天适量应用糖皮质激素及雾化吸入治疗，预防感染，防止会厌水肿加重而出现呼吸困难。

[术后并发症]

1．舌根会厌粘连　手术切除会厌囊肿同时损伤舌根黏膜，可见位于舌会厌间隙较大的囊肿。

2．术后感染　发生率较低。

3．会厌部分坏死、会厌软骨萎缩　常见于术中损伤会厌软骨，术后7～9天出现假膜不易脱落，术后1个月出现会厌软骨萎缩。

4．舌体、口唇黏膜损伤　如果操作不轻柔可造成舌体、口唇黏膜损伤，一般 7～10 天愈合。

（二）等离子射频喉乳头状瘤切除术

喉乳头状瘤是人乳头瘤状病毒感染相关的良性肿瘤，容易复发且反复复发，易导致恶变是成年人喉乳头状瘤的特点。目前尚无理想治愈方法，手术为最主要的治疗方法。

[手术适应证]

成年人喉乳头状瘤且支撑喉镜暴露良好的单发或多发喉乳头状瘤。

[术前准备]

1. 喉镜检查确定肿瘤部位及范围，最好行活检病理检查确定肿瘤的性质。

2. 全身麻醉术前常规准备。

3. 7070 号等离子射频刀头。

4. 长柄双极电凝止血设备。

[手术方法]

1. 经口气管插管全身麻醉，应用内镜支撑喉镜显露喉部病变（图 3-23）。

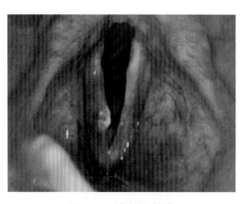

图 3-23　喉乳头状瘤

2. 对于肿瘤较大导致术前有呼吸困难的患者，可以先行气管切开再行手术治疗，否则气管插管会阻碍视野导致手术操作困难。

3. 切除方法：切除方式可以根据肿瘤的部位、大小、质地不同而灵活机动，也可多种切除方式相结合。如果肿瘤质地较软，且位于声门的后方，可以采取"蚕食样"消融切除或整块切割与"蚕食样"消融切除相结合的方法；如果肿瘤质地硬且较大，可以采取先钳夹牵拉肿瘤，再沿肿瘤正常边界行整块切除，边缘遗留的小病变再做"蚕食样"消融切除；如果肿瘤位于声门的前端，为防止等离子刀的刀头误伤对侧声带或前联合导致术后声带粘连，先应用喉息肉钳钳夹切除大部分肿瘤，再用等离子刀处理基底部分肿瘤，以防止复发。

4. 切割能量应用 3～7 挡，止血 3～5 挡，从最低挡位开始应用为宜，防止挡位较高误伤声带深部结构。若病变硬韧，血运丰富，低挡位难以切割和消融，则可逐渐上调切割及止血挡位。切除范围为肿瘤周缘安全界限 2mm，深度达到膜下层，不损伤肌层及声韧带。最后，对于基底及周边可疑残存的病变进行消融处理并止血。用喉息肉钳将创面修复平整，防止术后形成肉芽。

[术中常见问题及处理]

1. 肿瘤暴露困难　对于肥胖、颈短，因颈椎病而致颈部活动度减小、喉结前倾者，以及肿瘤位于声带前端或前联合、声门下的患者，术中用支撑喉镜暴露肿瘤困难较大，可选用镜体带一定角度内镜的支撑喉镜暴露肿瘤。在暴露困难时也可应用鼻内镜深入至镜体中而代替原有光源，这较利于暴露位于声带或室带前端、前联合等处肿瘤，同时由助手辅助下压甲状软骨，使肿瘤得以清晰暴露。

2. 切割深度及范围的掌握　由于喉乳头状瘤较易复发，如何降低复发率目前还是一个难题。等离子射频治疗该类疾病也尚在探索阶段，对切割深度及范围的掌握是防止复发、保证手术质量的一个重要环节，如果切割的不够，肿瘤可能很快复发；切除过深过大，则对声带的损伤也增大，术后声音质量就会明显下降。距离肿瘤周缘 2mm 边界既可满足治疗的需要，同时又不过多损伤声带，达到既可减少复发又能改善发声质量的治疗效果。

3. 选择何种切除方式　对于喉乳头状瘤可采用切割和消融相结合的术式，对于较大的肿瘤，可以先用息肉钳钳夹牵拉肿瘤，再将肿瘤做整块完整切除或大部分切除，之后再将可疑残留的部分消融。对于肿瘤较小不易牵拉或操作不熟练者，可直接用等离子刀将肿瘤消融切除。

4. 声带前端近前联合及声门下病变的处理　因等离子刀在声带前端的操作空间有限，处理这部分病变时应注意防止等离子刀头误伤健侧声带，可用吸引器或拉钩拉开健侧声带加以保护，或将可疑病变钳除，基底及残缘再用等离子刀头进行处理。

5. 对于位于声带后端的肿瘤，全身麻醉气管插管常会阻碍视野而使肿瘤暴露困难，导致操作困难，必要时需要先做气管切开。不做气管插管的情况下可参考如下办法完成手术：先由麻醉师给予患者充分换气，迅速采用头低位，支撑喉镜暴露声门，用 7070 号等离子刀将肿瘤切除。若短时间内不能完成手术，则在直视下插入气管插管进行给氧，或应用高频通气给氧，之后再重复如上步骤即可完成手术。

[该术式优点]

1. 出血少，视野清晰。

2. 切除范围容易控制，术后创面不形成焦痂和炭化。

3. 低温下操作，对周围组织的热损伤小，对肿瘤的边界及基底处理更加精细，可以达到既满足肿瘤切除需要的边界，减少复发及残留的概率，同时又不损伤声韧带及肌层，以利于恢复术后声音质量的目的。此外，低温无气道燃烧的危险。

[该术式缺点]

1. 如果操作不慎可造成健侧声带的损伤。

2. 如果声门暴露不好手术将很难完成。

[术后处理]

术后处理与常规声带手术相同，饮食正常，休声半个月，适当给予抗感染、抗水肿药物治疗。早期声带可轻度水肿，有白膜形成，术区白膜根据手术区的大小和深度不同，脱落的时间长短不一，多数在 1 个月左右脱落，修复之后有轻度瘢痕（图 3-24）。

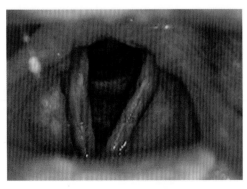

图 3-24　术后恢复情况

[术后并发症]

1. 声带粘连　如果术中损伤了双侧声带前端，或患者为双侧声带前端多发性喉乳头状瘤，术后可能并发声带粘连。术中尽量保护健侧声带，或分次进行双侧肿瘤切除，可以避免此并发症的发生。

2. 声带肉芽肿　全身麻醉插管后

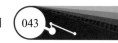

可以并发肉芽肿，但有时术后在原有手术区域可见到肉芽组织或息肉样组织增生，而并非原有肿瘤复发，此种情况发生多与手术操作有关。预防方法：术中应用等离子刀切除肿瘤之后，在手术区域的声带边缘或上表面有时比较粗糙，此时可用息肉钳钳夹修整至光滑平整，可避免在术区修复时上述情况的发生。

二、等离子射频声带白斑和喉癌治疗

（一）等离子射频声带白斑手术

声带白斑是指声带黏膜表面有灰白色斑状物，是声带黏膜上片状角化增生的病变，喉镜下见声带上灰白色散在的小斑块，边界清楚，也可见较广泛的片状病灶周围黏膜正常或呈轻度炎症（图 3-25）。声带白斑存在恶变倾向，愈来愈多的学者认为，早期手术干预可阻断声带白斑发生恶变，使其向良性转归。临床上对于何种方法治疗声带白斑效果最佳一直存在争议，声带白斑强调早期诊断和治疗，阻止疾病进展和恶变。非手术治疗主要是控制病因、戒烟酒、避免不良刺激、休声

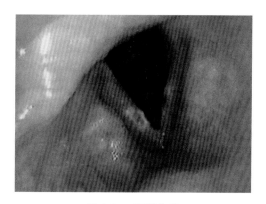

图 3-25　声带白斑

等。声带黏膜剥脱术是以往治疗声带白斑的常用手术方式。传统声带黏膜剥脱术虽能取得不错的疗效，但难以保证完整切除病变，且术中止血困难，术后易复发和癌变。随着等离子射频消融技术的发展，以其微创、损伤小、出血少等优势被愈来愈多地应用于声带白斑手术。

[**手术适应证**]

单侧或双侧声带白斑患者。

[**术前准备**]

1. 喉镜检查确定肿物部位及范围。

2．最好行病理活检确定肿物的性质。

3．全身麻醉术前常规准备。

4．7070 号等离子射频刀头。

5．长柄双极电凝止血设备。

[手术方法]

1．经口气管插管全身麻醉，应用支撑喉镜经舌根挑起会厌，充分暴露喉部病变。对于一些颈短、肥胖、老年颈椎病患者、头颈部不能过度后伸及在支撑喉镜下声门暴露困难者，尤其是近前联合处及声门下缘的病变，可选用镜体带一定角度内镜的支撑喉镜暴露声带。内镜不同角度可以对喉室、声门、声门下区等部位进行检查，在暴露困难时也可应用鼻内镜深入至镜体中代替原有光源，利于暴露声带前端等处的病变，同时由助手辅助下压甲状软骨，使病变得以清晰暴露。

2．内镜支撑喉镜下息肉钳钳取部分病变组织送病理检查。7070 号低温等离子射频刀在留有充分安全缘的基础上行声带病变切除，避免损伤前联合，一般在距白斑边缘约 2mm 处切除黏膜，深度达到黏膜下层，不损伤肌层及声韧带。切割能量应用 3 挡，止血 3 挡，若病变硬韧，血运丰富，可上调切割及止血挡位。对于双侧声带白斑患者，尤其是病变累及前联合的病例宜分次手术，避免声带粘连，建议先行病变重侧手术，两次手术间隔至少 1 周。

[常见问题及处理]

1．术前电子喉镜或纤维喉镜检查：声带病变应进行电子喉镜或纤维喉镜检查以明确病变的外形、位置、范围，并在喉镜下进行精确的组织活检。电子喉镜或纤维喉镜对所检查部位拍照，利于复查时与治前进行对比，以了解治疗效果、指导治疗方法的选择和应用。

2．声带白斑手术并发症包括声带粘连、声嘶，疾病的复发及恶变。术前应根据患者的个体情况制订相应的个体化方案。若病灶位于前联合或双侧声带，尤其病灶位于声带缘，采取分期手术方式，术后训练深呼吸，避免声带粘连。如不合并非典型增生，术中注意减少对固有层的损伤，保护发声功能。若合并非典型增生，须行术前告知术后声嘶加重，以便术中适当扩大手术范围，彻底

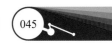

切除病变。

3. 喉癌前病变的处理原则：喉癌是内源性和外源性多种致病因素共同参与的过程，这个过程往往比较漫长，因此，对喉癌前病变依病变程度建立完整的随访监测资料十分必要。要在喉癌前病变的治疗中积极清除协同致病因素，如避免各种慢性刺激及提高机体免疫力等。对于有明显恶变趋势的病变如重度非典型增生应采取积极的治疗方案，阻断其向恶性发展。

4. 综合治疗的必要性：部分声带白斑患者并非真正病理意义上的癌前病变，在临床治疗前需要进行必要的鉴别，尽量避免不必要的手术治疗。可结合频闪喉镜下声带的振动幅度和声带黏膜波的改变、病变侵及声带的范围等进行综合评估，初步判定病变的良恶性，为进一步治疗提供依据。非手术治疗主要是避免慢性不良刺激，禁止吸烟、滥用嗓音、进食辛辣食物等。根据患者不同的病变、病期、要求，辨证施治。同样应该看到每种方法的局限性，以综合治疗来弥补缺陷。

［该术式优点］

1. 操作简便，术中出血少，视野清晰。

2. 低温下操作，对周围组织的热损伤小，切除范围容易控制，术后创面不形成焦痂和碳化；同时又不损伤声韧带及肌层，可达到恢复术后声音质量的目的。

3. 与激光治疗相比，无气道燃烧的危险。

4. 等离子手术对声带上皮无明显损害，既能保障伴有非典型增生的切缘安全，又不造成正常组织的损伤。

［术后疗效评估］

随着计算机技术的发展，可以应用计算机进行声音取样并对声嘶进行分析来反映真实的嗓音状态，但对声带白斑嗓音分析的评价还比较缺乏。正常声带的振动由被覆层和体层（盖体）两个振动器组成，其间为过渡层。声带振动模式的改变会引起不同程度的发声障碍。早期声带白斑引起的声嘶常较轻微，但嗓音分析可以量化声嘶程度，辨别出人耳不易察觉的变化。因此，嗓音分析可以作为声带白斑诊断的一个敏感项目。

（二）等离子射频喉癌切除术

喉癌是头颈部第二大上皮源性恶性肿瘤，约占头颈部肿瘤的 2%，其中 60% 为声门型喉癌，这其中 50% 为早期声门型喉癌。早期声门型喉癌解剖学上累及局部声门区组织，尚未波及周围的软骨和肌肉，亦无淋巴结转移，具体可细化为 Tis、T1a、T1b 及部分 T2 期。早期声门型喉癌的治疗既要保证彻底去除病变，降低患者的痛苦，又要求最大限度地保留功能。传统的喉裂开手术可以彻底切除病变，但需要先期行气管切开术，术后对语言和吞咽功能的破坏较大，在临床工作中已很少使用。CO_2 激光手术无须预先行气管切开术，最大限度地保留喉功能，解决了传统手术创伤大的问题。但这种激光手术仍有不足之处，如易导致气管内插管燃烧，灼伤气道，而且对组织切割的深度不易掌控。低温等离子射频技术是一种电化学技术，其低温下的切割和止血作用仅局限在刀头与组织接触点的周围，对附近组织损伤轻，切割的深度可控。而且低温的刀头与气管内插管直接接触也不会造成插管内氧气燃烧，操作安全。同时，通过对刀头前端的适当弯曲，扩大了喉镜下的操作范围，突破了激光手术的局限性。这种手术开展的时间较晚，治疗的病例数有限，相信随着等离子技术的不断提高，手术经验的积累，等离子射频技术会愈来愈多地用于喉癌的治疗。

［手术适应证］

1．T1 期声门型喉癌。

2．部分侵犯程度不深的 T2 期声门型喉癌。

［术前准备］

1．喉镜检查确定肿瘤部位及范围。

2．喉 CT 及颈部彩超检查明确有无颈部淋巴结肿大，并初步判定是否转移。

3．术前病理活检确定肿瘤的性质，对于取材不便或病理提示有恶变可能的，术中可加行冷冻病理检查。

4．全身麻醉术前常规准备。

5．手术器械的准备：带内镜的支撑喉镜、7070 号等离子射频刀头、长柄双极电凝止血设备、喉显微手术器械。

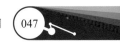

6. 备另一套手术方案，难以经过支撑喉镜用等离子完成手术，选择气管切开喉部分切除术。

[**手术方法**]

1. 经口或经鼻气管插管全身麻醉。

2. 应用内镜支撑喉镜显露喉部病变。

3. 7070 号低温等离子射频刀切除肿瘤：先用适当的力度喉钳钳夹并向内侧牵拉肿瘤，再沿距肿瘤正常边界外 3～5mm 处开始自下而上切割正常声带组织（图 3-26），切割能量选择 7～9 挡，止血 3～5 挡，直至将肿瘤连同周围正常声带组织一并整块切除。切除过程中小的渗血点应用等离子刀进行止血，较大血管出血应用长柄双极电凝止血。声带癌切除范围为患侧声带近乎完全切除。

4. 在新的创面留取安全缘组织做术中冷冻病理检查或留送术后病理检查，用以判定手术切除是否彻底，并是否需要做进一步扩大切除。

5. 用息肉钳修整创面，使边缘光滑，避免修复过程中形成肉芽及隆起（图 3-27）。

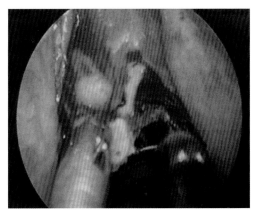 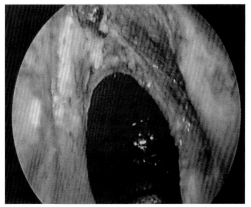

图 3-26　沿距肿瘤正常边界外 3～5mm 处开始　　　图 3-27　手术彻底切除病变后
　　　　自下而上切割正常声带组织

[**术中常见问题及处理**]

1. 肿瘤暴露困难　对于肥胖、颈短，因颈椎病而致颈部活动度减小、喉结前倾者，以及肿瘤位于声带前端或前联合、声门下的患者，术中应用支撑喉镜暴露肿瘤困难较大，可选用镜体带一定角度内镜的支撑喉镜暴露肿瘤，同时由助手辅助下压甲状软骨，使肿瘤得以清晰暴露。在以上处理仍暴露不好的患者，则不能强求应用等离子射频完成手术，而须行传统切开术式完成手术。

2. 切割范围的掌握　无论采用何种术式，对于喉癌来讲，也应遵循恶性肿瘤的治疗原则，就是力争彻底切除、防止复发。传统术式要求喉癌的安全缘至少为 0.5cm。等离子射频治疗喉癌目前尚在探索阶段，由于等离子刀头有一定的宽度，而且等离子刀的作用半径至少为 5mm，所以，在切割时在距离肿瘤周缘 3～5mm 即可达到传统术式要求的 5mm 安全界限。声带的切割应该做到全层切割。位于前联合及声门下的肿瘤，至少应切除双侧声带前 1/2，前方达到环状软骨内板。

3. 术中出血　术中较明显的出血主要来源于声带肌层，如果切除范围涉及声门下气管内，也可能会出现环甲动脉出血。小的渗血点可以应用等离子刀止血；对于较大血管出血，为防止术后出血，应用双极电凝止血。

［该术式优点］

1. 出血少，视野清晰，创伤小，避免气管切开，术后不必鼻饲饮食，术后当日即可进食。

2. 与激光治疗相比，无气道燃烧的危险，可以达到与激光治疗相似的效果。

［该术式缺点］

1. 如果声门暴露不好手术将很难完成。

2. 如果遇到有较大的血管出血时止血较费时。

［术后处理］

术后处理与常规声带手术相同，饮食正常，适当给予抗感染、抗水肿药物治疗。早期声带可轻度水肿，有较厚白膜形成，多数在半个月左右脱落，修复之后有轻度瘢痕。

［术后并发症］

1. 声带粘连　如果术中损伤了双侧声带前端，或患者为双侧声带前端肿物，由于切除范围的需要，难以避免处理前联合，则术后可能并发声带粘连。术中尽量保护健侧声带，或分次进行双侧肿瘤切除，可以避免此并发症的发生。

2. 声带肉芽肿　有时术后在手术区域可见肉芽组织或息肉样组织增生，而

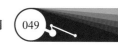

并非原有肿瘤复发，此种情况发生多与手术操作及术后修复有关。预防方法：术中应用等离子刀切除肿瘤之后，在手术区域的声带边缘或上表面有时比较粗糙，此时可用息肉钳修整至光滑平整，这样在术区修复之时就会减少肉芽的发生率。

（王　琳　黄书满）

参 考 文 献

[1] Chang KW. Intracapsular versus subcapsular coblation tonsillectomy [J]. Otolaryngology-Head and Neck Surgery, 2008, 138 (2): 153-157.

[2] Roje Z, Goran Racić, Kardum G. Efficacy and safety of inferior turbinate coblation-channeling in the treatment of nasal obstructions [J]. Collegium Aantropol, 2011, 35 (1): 143-146.

[3] Lawson W, Kaufman MR, Biller HF. Treatment outcomes in the management of inverted papilloma: An analysis of 160 cases [J]. Laryngoscope, 2003, 113 (9): 1548-1556.

[4] Pierson B, Powitzky R, Digoy GP. Endoscopic coblation for the treatment of advanced juvenile nasopharyngeal angiofibroma [J]. Ear, Nose & Throat Journal, 2012, 91 (10): 432-438.

[5] Cannon DE, Poetker DM, Loehrl TA, et al. Use of coblation in resection of juvenile nasopharyngeal angiofibroma [J]. Ann Oto Rhinol Laryn, 2013, 122 (6): 353-357.

[6] Joshi H, Carney AS. Use of coblation in otolaryngology, head and neck surgery [J]. Brit J Hosp Med, 2011, 72 (10): 565-569.

[7] Di Rienzo Businco L, Di Rienzo Businco A, Lauriello M. Comparative study on the effectiveness of coblation-assisted turbinoplasty in allergic rhinitis [J]. Rhinology, 2010, 48 (2): 174-178.

[8] Syed MI, Mennie J, Williams AT. Early experience of radio frequency coblation in the management of intranasal and sinus tumors [J]. Laryngoscope, 2012, 122 (2): 436-439.

[9] Temple RH, Timms MS. Pediatric coblation tonsillectomy [J]. Int J Pediatr Otorhi, 2001, 61 (3): 0-198.

[10] Friedman M, Ibrahim H, Joseph NJ. Staging of obstructive sleep apnea/hypopnea syndrome: a guide to appropriate treatment [J]. Laryngoscope, 2004, 114 (3): 454-459.

[11] Shehab N, Sweet BV, Hogikyan ND. Cidofovir for the treatment of recurrent respiratory papillomatosis: a review of the literature [J]. Pharmacotherapy: The Journal of Human Pharmacology & Drug Therapy, 2012, 25 (7): 977-989.

[12] Bajaj Y, Uppal S, Sharma RK, et al. Evaluation of voice and quality of life after transoral endoscopic laser resection of early glottic carcinoma [J]. J Laryngol Otol, 2011, 125 (7): 706-713.

[13] Hinni ML, Salassa JR, Grant DG, et al. Transoral laser microsurgery for advanced laryngeal cancer [J]. Arch Otolaryngol Head Neck Surg, 2007, 133 (12): 1198.

[14] Isenberg JS, Crozier DL, Dailey SH. Institutional and comprehensive review of laryngeal leukoplakia [J]. Ann Oto Rhinol Laryn, 2008, 117 (1): 74-79.

[15] Timms MS, Bruce IA, Patel NK. Radiofrequency ablation (coblation): a promising new technique for laryngeal papillomata [J]. J Laryngol Otol, 2007, 121 (1): 28-30.

［16］张庆丰，刘得龙，张悦，等. 等离子射频治疗早期声门型喉癌的初步研究［J］. 中华耳鼻咽喉头颈外科杂志，2011，46（1）：63-65.

［17］余翠萍，张庆丰，程晨景. 低温等离子射频治疗成人喉乳头状瘤的初步观察［J］. 中华耳鼻咽喉头颈外科杂志，2011，46（4）：336-338.

［18］张延琳，余青松，邵建波，等. 等离子低温射频消融在二次腺样体手术中的应用［J］. 临床耳鼻咽喉头颈外科杂志，2008，22（24）：1127-1128.

［19］张庆丰，张楠楠，刘得龙. 低温等离子射频辅助下功能性内镜鼻窦手术初步临床观察［J］. 临床耳鼻咽喉头颈外科杂志，2011，25（23）：1087-1089.

［20］张楠楠，张庆丰，刘得龙. 低温等离子射频在鼻部疾病治疗中的应用进展［J］. 临床耳鼻咽喉头颈外科杂志，2014（01）：69-72.

［21］王世飞，杨琴，邓建华. 鼻内镜下鼻咽纤维血管瘤切除术［J］. 广东医学，2005，26（9）：1224-1225.

［22］陈美均，李劲松. 不同术式对慢性肥厚性鼻炎治疗的临床观察［J］. 重庆医学，2012，41（24）：2517-2519.

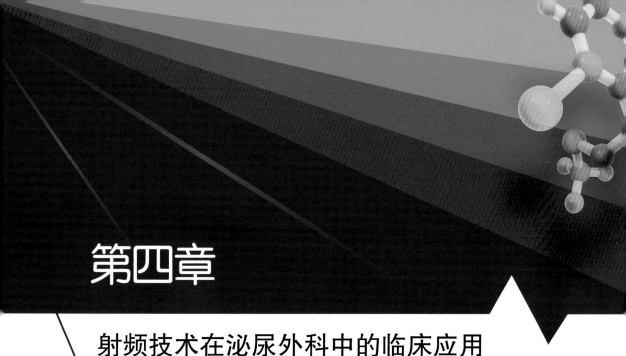

第四章

射频技术在泌尿外科中的临床应用

第一节　肾　脏　肿　瘤

　　肾脏肿瘤是泌尿系统的常见肿瘤之一，可分为良性肿瘤和恶性肿瘤，其中绝大多数为恶性肿瘤。在成年人肾脏肿瘤中，肾癌占80%～90%。目前肾脏肿瘤的治疗仍以传统的外科根治术为主，包括肾脏全切、部分切除及肿瘤剜除等，但由于手术创伤大、术后易发生肾功能不全等严重并发症，使许多患者难以接受。

　　近年来，随着医学影像技术和外科微创技术的不断发展，射频消融、冷冻消融、高强度聚焦超声等技术以其手术疗效确切、对机体创伤小、并发症少及术后恢复快等优点，愈来愈受到临床医生的重视。在国外的肾脏肿瘤治疗指南中，射频消融术被推荐为一种可供选择的肿瘤局部微创治疗。

　　该技术是指采用单束或集束电极，在超声、CT、MRI或腹腔镜等设备的引导下，将电极插入肿瘤组织，通过射频输出改变流经组织的电流强度，使靶区组织细胞离子振荡摩擦产生热量，产生分子水平的摩擦力，提高细胞内的温度，使局部组织加热，温度达到80～90℃，当温度超过60℃时，肿瘤细胞迅速发生蛋白变性并凝固，在靶区产生一球形或类球形消融区，使电极周围的肿瘤组织脱水、干燥，继而产生凝固性坏死，并最终形成液化灶或纤维组织，达到灭活肿瘤组织的作用。高温还可以使肿瘤组织周围的动脉及微血管闭塞，形成一个缺血的热反应带，使外界无法向肿瘤组织供血，有效防止肿瘤转移。此外，射频消融产生的热效应只会损坏局部组织，不会对周围的正常肾脏造成较严重损伤，最大限度地保留了肾脏的基本功能。

射频后局部组织呈固缩坏死改变，热损伤导致细胞器的急性坏死，但细胞的形态并未发生改变。射频后肿瘤细胞器蛋白质变性坏死失去活性，细胞染色可以发现细胞器有坏死表现，但短时间内细胞的结构与形态并未发生改变。这表明射频后取活检并不影响病理结果判定，并且可以杜绝针道种植的发生。

射频消融按照射频能量的不同应用形式分为干性与湿性射频消融；依赖温度与依赖阻抗的射频消融；单极与双极射频消融。

传统的射频电极由于温度增高使组织发生碳化，阻抗增加，从而减少能量向周围组织的传导。冷循环射频电极通过冷循环泵将冰水持续地泵入电极的内置管中，不断带走针尖热量，使针尖温度保持在 $16\sim20℃$，这样可减少电极周围组织的碳化和阻抗的增高，使射频能量能更好地传递，扩大固化灶的范围。根据郭应禄提出的"三个温度段"的概念，当组织温度升至 $60℃$ 以上时，可以产生凝固、坏死、脱落等不可逆性变化。Crowley 等实时监测距射频电极 0，1，2cm 处的温度，分别可以达到 $105.8℃$（$89\sim118℃$），$97.5℃$（$70\sim118℃$），$77.7℃$（$62\sim97℃$）。单针电极的肾脏凝固灶可达 3cm，集束针电极可产生约 6cm 的肾脏球形凝固灶。

一般我们选取在肿瘤的最大截面进针，针道位置选择在肿瘤中心位置，针尖抵达肿瘤边缘或略突破肿瘤边缘，从而能以最小的毁损范围达到杀灭肿瘤的作用，尽可能多地保护正常肾脏组织。对于外生性的肿瘤，腹腔镜探头和开放术中探头可以明确肿瘤基底面的深度，从而可以控制肾脏肿瘤射频针进针深度，保证肿瘤灭活的"安全线"，也最大限度地保留正常肾脏组织功能。目前公认的外科切除安全边缘为肿瘤外 1cm。由于射频消融术对于肾脏组织损害更轻微，因此其至少应达到外科切除的标准，并视肿瘤的具体情况决定增减。

不同型号的射频发射器其射频的频率和功率不同，在治疗肾脏肿瘤时选择合适的射频发射器至关重要。电极有单极、集束之分，根据肿瘤大小的不同选用不同的电极。一般来说，单个电极多用于直径<3cm的肿瘤，而直径>3cm的肿瘤多选用集束电极。射频消融术根据射频能量的应用形式不同分为干性与湿性射频消融术。干性射频消融术随着脱水的组织增多，导致阻抗（组织抵抗电流阻力）增加从而限制射频损伤范围。湿性射频消融术治疗仪多采用内冷却电极针，为中空绝缘针，其内有两个工作内腔，通过电动压力泵循环冷却水至非绝缘的针尖处，以降低针尖的温度，防止针尖附近组织的干化、烧焦，从而产生有效的更大的凝固性坏死。冷却水多使用传导性强的高渗盐水溶液。

影响射频消融疗效的有肿瘤组织的阻抗、消融的时间、能量传递的大小及电极的结构和类型等。肿瘤的大小、位置和血供对射频消融术也有影响。因此，暂时性地阻断肾动脉可以提高射频消融术的效果。

由于射频介导的热损伤受组织血流流量的影响，血流起散热片的作用，消耗了射频的热量，从而降低了局部的温度，因此，血供愈好的肿瘤组织其射频效果愈差。肿瘤体积的大小是决定射频消融治疗肾脏肿瘤成功的关键性因素。<3cm肾脏肿瘤患者均一次射频消融治疗成功，术后随访无肿瘤残留和复发；而>3cm者需要行多次射频消融，术后肿瘤残留和复发率较前组高。

选择射频消融方式与肿瘤的位置有关，如肿瘤位于肾脏背侧多选择经皮途径，而位于肾脏腹侧的多选择经腹腔镜途径；位于肾外周的肿瘤射频效果较内生性肿瘤效果好。能量的大小、射频消融治疗持续时间的长短，以及组织的热导性与射频消融的治疗效果有关。

目前根据射频电极达到肿瘤组织的途径不同分为开放、腹腔镜和经皮穿刺三种。其中开放和腹腔镜途径均在直视下进行操作，具有直观、定位精确、易于保护邻近脏器、可取病理活检等优点。但其最主要的缺点是对患者创伤大、并发症相应增加、费用较高、术后恢复较长。而经皮途径创伤小、操作简便易于重复治疗、经济、恢复周期短、患者易于接受；但其局限性在于受肿瘤的位置及毗邻器官的限制，临床上通常借助影像技术，如在CT、MRI、超声等引导下来完成此操作。

对患肾癌行一侧肾脏根治性切除或部分肾脏切除，有可能导致肾功能不全的患者，均可以考虑应用射频消融治疗，如孤立肾性肾癌；一侧肾癌已切除，对侧肾有癌转移或新发癌；单发转移性肾癌；双侧肾癌尤其是具有家族遗传趋势的肾多发性肿瘤综合征患者，如 von Hippel-Lindau 综合征及遗传性乳头状肾癌。Zagoria 等研究表明，小肾癌也可以行射频消融治疗，并且无明显肿瘤残留和复发。对于年老体弱，伴有严重心脏病、糖尿病等无法承受麻醉、手术创伤的肾癌患者，也可采用射频消融治疗，使这些以前"无药可治"的患者有了新的治疗方法。凝血功能障碍是射频消融术的唯一绝对禁忌证；相对禁忌证有近期发生的急性心肌梗死或不稳定性心绞痛，以及严重的急性感染。

目前尚无有关射频消融治疗肾脏肿瘤的严重并发症报道，大多数研究者证实射频消融在治疗肾脏肿瘤方面安全性高。主要报道的并发症分为两类：

（1）由置入射频电极所造成的并发症：①出血，表现为肾周血肿、血尿（镜下或肉眼）。多为自限性，多不需要治疗；肿瘤愈大发生此并发症的可能性随之增加，中央型肾脏肿瘤发生概率较外生性大，电极如置入肾集合系统，会导致术后血尿。肾周血肿的发生率为 2%～5%。术前良好的定位、术中密切的动态监视及术后密切观察生命体征的变化是预防和早期发现出血并发症的主要方法。射频消融治疗结束后常规针道碳化，使针尖温度上升至 90～100℃，可有效防止针道渗血的发生。②邻近器官组织的损伤，如结肠穿孔、胰腺损伤、肝脏损伤等。此类并发症发生率很低。③如术中的射频消融区域涉及肾集合系统术后有发生尿瘘的可能。④穿刺道肿瘤种植、穿刺道感觉异常和疼痛。射频消融治疗结束后常规针道碳化，既可有效止血，又可预防肿瘤的针道种植。

（2）由射频消融术治疗本身引起的并发症：①输尿管狭窄，多考虑为射频消融术损伤所致。Hwang 等报道了 2 例肾盂输尿管连接处狭窄，均行介入治疗。②皮肤及穿刺道的灼伤致暂时性疼痛或感觉异常。

对于小肾脏肿瘤，射频消融术可以达到原位去除肿瘤的目的，治疗方法简单、费用低廉，学习曲线较短，定位及温控可靠，患者的耐受性良好，并发症发生率较低，还可以重复治疗，能最大限度地保留肾功能，避免了外科手术。随着影像学技术的进步，射频消融术的精度还在不断改进。重要的是，随着特异性肿瘤生存及不良反应数据的不断积累，射频消融术已经逐渐成为肾脏小肿瘤的一种治疗选择。对于适应证选择合适的肾癌患者，射频消融术具有良好的

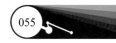

应用前景，但还须在具有长期随访结果的循证医学证据方面进一步研究。

第二节 前列腺增生

前列腺增生（benign prostatic hyperplasia，BPH）是老年男性中常见的泌尿外科疾病，近年来我国 BPH 发病率有所增加。手术治疗是其理想治疗方法。但由于 BPH 患者多年老体弱，常伴有其他系统疾病，手术治疗有一定的危险性。经尿道射频热疗（trans urethral radiofrequency hyperthermia，TURH）是 20 世纪 90 年代开展起来的一种新的非手术治疗 BPH 的方法，安全可靠，不需要麻醉，并发症少，目前已得到国内外高度重视。

射频具有加热及传感的双重功能，热量可穿透组织深部，高频电磁波辐射到前列腺区域，使其内部分子不断极化并剧烈摆动，分子间摩擦产生热量，氧分压增加，血流加快，炎性细胞浸润，呈急性炎症改变，以后逐渐发生局灶性坏死，间质纤维化，细胞退行性变，使前列腺增生组织对尿道和膀胱底部压力下降，消除排尿梗阻症状。其治疗早期主要是破坏膀胱颈部平滑肌细胞膜及前列腺段尿道细胞含有丰富的 α 肾上腺能受体，从而减少或消除了 BPH 梗阻的动力因素。后期尿道周围腺体萎缩，组织纤维化，瘢痕收缩，使尿道的前列腺段管腔扩大，减少 BPH 梗阻的机械因素，降低了后尿道阻力。病理学观察结果表明，射频治疗后的前列腺基质有变性、坏死，平滑肌纤维减少或断裂。

射频不能完全取代手术治疗 BPH，掌握适应证是提高射频治疗效果的关键。根据韩杰等的研究，其适应证为：①尿道内型前列腺一度至二度增生，尤以早期一度增生、腺体增生匀称而中叶增生不明显者为最佳。②对外科手术有禁忌证的高危患者，或本人不愿意手术者。中叶增生为主的射频热疗疗效较差，应首选开放性手术。腺体一度增生的疗效差。其增生的腺体体积超过射频有效热量范围。动物实验证明，其热疗有效温度局限于尿道周围 15～20mm 前列腺组织。

射频治疗的效果或维持时间的长短与诸多因素有关。根据闵志廉等的研究，对下述情况者射频治疗不宜作为首选或须改用其他方法处理：①病程长久，由于反复多次留置导尿管，下尿路感染相当严重者；②腺体过大或中叶明显突入膀胱者；③无论何种原因，膀胱残余尿＞200ml者；④已经做过TURP或类似局部处理而效果不佳者；⑤神经原性膀胱或不隐定性膀胱；⑥前列腺癌肿。

射频治疗BPH的并发症主要有尿潴留、血尿和下尿路感染。①对二度至三度BPH患者行射频热疗后，保留射频电极导尿管4～8天，以平稳度过组织水肿反应期，防止术后尿潴留。②术前开始服用抗生素，至术后1～2周停用，防止下尿路感染。③在插入和拔出射频电极导尿管时，手法轻柔。必要时使用止血剂，防治血尿。热疗时电极表面温度不宜过高，以免灼伤尿道黏膜导致感染和狭窄。导尿管插入时位置要恰当，电极不可接触尿道膜部及外括约肌，以免损伤导致尿失禁。

腔内射频治疗属于介入性治疗，患者容易产生恐惧心理，而且还可诱发感染与潜在性尿道损伤、后期尿道狭窄。还有体外射频治疗供临床选择，实践证明体外射频治疗安全、有效、创伤小，但对显著突向膀胱腔内者效果不佳。体外射频热疗后主要并发症为排尿时尿道内刺痛，多在1周内消失，可能与前列腺内热疗引起尿道炎症反应有关，无须特殊处理。若治疗后无尿潴留，一般无须留置导尿管。

BPH患者高龄、体弱及伴有各种并发症者较多，部分患者难以耐受手术治疗。射频治疗操作简便、适应证宽、无创伤，对各系统无明显影响，安全可靠，治疗后复发者，重复治疗亦有同样的效果，尤其适合年老体弱的BPH患者。射频热疗对BPH的远期疗效有待更多的观察和报道，决不能替代外科手术。故对体质较好，年龄相对较小的患者，应严格掌握适应证，应首选外科手术（开放性手术或TURP）。否则热疗后再行手术不但增加患者的痛苦，且增加手术难度和并发症。而对于高龄、体弱及伴有其他疾病难以耐受手术治疗的患者，可首选射频热疗。

第三节　前列腺癌

前列腺癌是男性常见恶性肿瘤之一。由于我国人口老龄化的进展及生活习惯的改变，前列腺癌的发病率正不断升高，并严重威胁中老年人的生活质量和生命健康。前列腺癌的治疗取决于肿瘤的分期和患者的年龄及身体状况。由于前列腺癌发病隐匿，早期诊断困难，大部分前列腺癌检出时已属于中晚期，失去前列腺癌根治切除的机会而只能进行辅助治疗。但肿瘤易产生激素非依赖，前列腺特异性抗原（prostate specific antigen，PSA）持续增高，肿瘤进展。在内分泌治疗的基础上采用综合治疗方法治疗中晚期前列腺癌，实现全身治疗与局部治疗相结合，可达到灭活原位肿瘤的同时控制转移灶进展的目的。射频消融作为一项新的微创治疗手段，已应用于前列腺癌的治疗中，初步结果已证明其可行性。

射频消融的原理是利用射频电极发出的高频率射频波从非绝缘电极尖端进入肿瘤组织，激发靶区组织细胞进行离子振荡，离子循着交流电方向的改变而运动，互相碰撞产生热量，可使局部温度增高（中心温度可达100℃），从而使肿瘤组织干燥脱水、蛋白质变性，出现凝固性坏死，达到杀灭肿瘤细胞的目的。Ahmed等在动物体上实验了肿瘤周围组织的特性（如组织血供和电传导性）与射频损伤效果的关系，发现如果肿瘤周围组织的阻抗增高则有助于提高射频消融的杀伤效果，因为较高的组织阻抗会使局部迅速生热从而使组织发生碳化，碳化的组织起到了隔热的作用，有些学者称之为烤箱效应（oven effect）。射频消融作为一种透热疗法，只要热量在组织内的积蓄足够使组织达到消融温度，理论上就可以彻底杀灭肿瘤细胞。前列腺周围的脂肪及前列腺包膜的组织阻抗相对较高，有利于射频消融区内的热量蓄积，提高杀伤效果。此外，肿瘤组织凝固性坏死后形成一层0.5～1.0cm厚的凝固带，可以阻止肿瘤发生转移。同时，高温能激活机体特异性T淋巴细胞，引起继发性肿瘤免疫，有利于进一步破坏肿瘤细胞。Zlotta等为15名患者（局限性前列腺癌）首先进行射频消融，在射频消融后的不同时间（1～30天）行前列腺癌根治，手术标本行还原型烟酰胺腺嘌呤二核苷酸磷酸（reduced nicotinamide adenine dinucleotide phosphate，NADPH）染色及苏木精-伊红染色（HE染色），非射频区显示NADPH染色为蓝色提示组织活性，射频区域不染色提示组织无活性（NADPH为细胞呼吸链中的一种酶，可以反映细胞活性），证明了射频治疗可以杀死肿瘤细胞。

目前射频消融常用的电极有单电极、双电极、多弹头伞状电极、中空冷却电极、盐水增强电极等。治疗前列腺癌的进针路径主要有经尿道法、经直肠法和经会阴法三种。无论选择何种进针路径，只要操作正确，都可以取得较好的疗效。射频消融术的并发症主要有尿潴留、血尿、尿路感染、勃起功能障碍等，尿道狭窄的发生率较低。

经直肠超声是前列腺穿刺的最佳引导技术，而超声造影可以无创检测组织的血流灌注情况。其成像原理主要是利用以微气泡作为主要成分的造影剂进入全身微循环中，达到增强显像的效果，并可根据组织内有无造影剂灌注准确判断消融后组织存活与否。超声造影技术在判断肝脏肿瘤射频消融效果的应用价值已得到认可。利用经直肠超声造影技术可以很好地引导和监测整个射频消融过程，术中即时判断消融范围，引导穿刺存活组织进行消融，最终达到整体消融的目的。在消融术中，应用尿路冷循环及直肠窝冷却等方法降低前列腺周围膀胱、直肠及尿道等正常组织的温度，可以保护上述组织，提高热消融治疗的安全性。

根据胡志全等的研究表明，经会阴多极针射频消融治疗前列腺癌是一种安全有效的微创治疗方法。在操作过程中需要注意以下几点：①术前确诊为前列腺癌，分期在 T3 以上已无前列腺癌根治切除可能的患者，可在睾丸切除后改截石位，接着进行射频消融肿瘤，避免以后再次麻醉。②术中应在直肠 B 超定位监视下，调整多极针进入的深度及子针张开的程度，避免损伤尿道和直肠。前列腺尖部附近有尿道括约肌，应稍离 1cm 左右，以免损伤尿道括约肌，引起术后尿失禁。③根据热疗三段论的理论，射频消融温度应在 70～90℃。温度过低不适用于肿瘤的治疗，过高超过 110℃ 热疗使组织碳化，不利于能量向周围辐射而使作用范围变小。④射频消融术治疗肿瘤的疗效主要取决于肿瘤组织是否消融彻底，为达到肯定的疗效，消融范围应略大于所治疗的肿瘤边缘，一般在 0.5～1.0 cm。⑤对于直径 3cm 的肿瘤，应行 1～2 点射频消融治疗。术后患者应定期复查 PSA 及前列腺 B 超，应维持激素治疗，必要时可再次行射频消融治疗。⑥术中可采用骶管阻滞麻醉、连续硬脊膜外腔麻醉，也有报道采用前列腺、精囊局部麻醉。⑦射频消融后，为减少出血的危险应确保针形电极拔出时，其尖端应闭合，尖端应长出外套管以便电凝止血。

对于全身脏器功能欠佳不能耐受手术的前列腺癌，或前列腺癌已经发生转移或根治术后复发不宜再次手术等患者，射频消融是较好的治疗方法。射频消融术治疗前列腺癌的主要问题是肿瘤残留，而且它的远期临床疗效还有待大样本的长期随访研究证实。

第四节　前列腺炎

慢性前列腺炎是成年男性的常见病，占门诊数的25%。而26～42岁青壮年发病最多，约占该病患者的73%。其发病机制仍未明了，只少数查出病原体。慢性前列腺炎临床表现变异较大，分为慢性细菌性前列腺炎、慢性非细菌性前列腺炎和前列腺痛。非细菌性前列腺炎和前列腺痛约占前列腺各种炎性疾病的90%。大多数有不同程度的排尿刺激症状、会阴部放射、牵扯痛和不适感，重者导致失眠、神经衰弱和性功能障碍，严重地影响人们的生活学习和工作，是泌尿生殖系统的常见多发病。

目前的常规治疗方法有很多：①药物治疗；②前列腺热疗；③反复前列腺按摩疗法；④外科手术治疗；⑤辅助治疗。但都有其局限性。慢性前列腺炎的前列腺囊包周围瘢痕纤维化或脓腔周围纤维屏障作用使抗生素无法进入前列腺病灶内。血 - 前列腺屏障作用使水溶性、酸性低离解常数以及蛋白质结合多的抗生素不易进入前列腺上皮。因此，多数抗生素在前列腺组织内达不到有效杀菌浓度，使前列腺炎难以治愈。慢性非细菌性前列腺炎确切病因尚不清楚，目前认为后尿道神经肌肉功能障碍是重要的诱发因素。膀胱颈部功能紊乱和（或）骨盆肌群痉挛，使排尿时前列腺部尿道压力增大，易使尿液逆流入前列腺，产生前列腺内尿液反流，从而引起"化学性前列腺炎"。

有关资料表明，射频透热在41～42℃以下时使前列腺腺体内部温度增高，血管扩张，以改善前列腺血液循环，增加酶的活性，加强代谢免疫功能，增加白细胞吞噬功能，加速局部新陈代谢产物和毒素的排除，促进炎症吸收、脓栓液化、瘢痕软化、脓肿消退，消退水肿，血液淋巴循环增强、组织细胞通透性增强，改善组织酸中毒、减少渗出物，局部营养代谢得到改善，促进组织再生。当辅以抗生素时，热疗又可能改变其药理动力学特征，使前列腺内药物浓度增高，增强其杀菌能力。高频电磁波作用于人体组织，存在非热效应，在微观上对肌体的生理、生化过程发生影响，有助于缓解盆底肌肉及尿道括约肌痉挛，改善主观症状，高频热可破坏前列腺部尿道 α- 受体，有助于消除因功能性梗阻、尿液反流所致的化学性前列腺炎，减少尿路感染机会，同时还能缓解前列腺痛。

有研究表明，在治疗强度内，射频治疗对精子数、活动能力和形态，以及锌、枸橼酸，D- 果糖和自由睾丸素的含量均无影响。射频治疗后前列腺部尿道黏膜有水肿、充血，有的患者治疗 1～2 天内有轻度尿路刺激症状，但多数 3 天后症状逐渐消失。如症状明显可加服泌尿灵治疗，并嘱患者多饮水，以利排尿。

临床上虽已开展了如前列腺体内直接注射抗生素、双囊四腔导管法注药、膀胱灌药等方法，但因操作较复杂、有一定创伤性，且疗效亦不稳定，故难普及推广。射频治疗前列腺炎，操作简便，无痛苦，近、中期疗效好，不失为一种有效的治疗方法。但其最佳治疗温度、时间、次数和间隔时间及远期疗效尚须进一步探讨和观察。

第五节　其　　他

有报道射频治疗电极经尿道电灼疣体结合尿道黏膜下注射 α- 干扰素，术后尿道内用白介素滴注等综合疗法，疗效满意。实践证明，利用衣原体、支原体不耐热，分别在 56℃、5 分钟和 45℃、15～30 分钟即死亡的特点，用射频治疗仪使前列腺及其邻近组织加热至 45.5～46.5℃，并维持 1 小时以上，在非淋球菌性尿道炎中可以取得良好的疗效。相关研究显示，经阴道射频照射盆内筋膜治疗压力性尿失禁 1 年随访具有良好效果，安全性佳，但长期疗效有待进一步观察。转移性肾上腺肿瘤的放、化疗效果欠佳，尤其是当肿瘤直径＞6cm 时，射频消融术是一种较好的治疗方法。射频消融术还可作为手术治疗中的辅助方法，如肿瘤切除后局部残留病变，或肿瘤复发的治疗，或作为晚期肿瘤综合性治疗中的一部分。肝癌、肺癌、乳腺癌等原发性肿瘤、转移性肿瘤、黑色素转移瘤

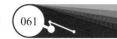

等不能行手术切除的晚期肿瘤患者，手术探查发现不能完全切除的肿瘤患者，不能承受放、化疗的肿瘤患者，均可接受射频消融术治疗。

随着设备的改进、参数设置的优化、治疗经验的积累以及与其他治疗方法的联合应用，射频消融术将在泌尿外科的治疗中有愈来愈广泛的应用。

（黄云腾　徐　科）

参 考 文 献

［1］　张凯，李鸣. 射频消融在肾肿瘤治疗中的作用［J］. 肿瘤学杂志，2008，14（5）：352-354.

［2］　Powell NB, Riley RW, Troell RJ, et al. Radio frequency volumetric tissue reduction of the palate in subjects with sleep-disordered breathing [J]. Chest, 1998, 113: 1163-1174.

［3］　Li KK, Powell NB, Riley RW, et al. Radio frequency volumetric tissue reduction for treatment of turbinate hypertrophy: a pilot study [J]. Otolaryngol Head Neck Surg, 1998, 119: 569-573.

［4］　徐涛，郭宏骞. 射频消融在肾脏肿瘤的治疗中质量控制和疗效评价［J］. 现代医学，2011，39（4）：487-490.

［5］　沈智勇. 肾癌射频消融治疗后的影像学评价［J］. 中国介入影像与治疗学，2011，8（3）：243- 246.

［6］　甘卫东. 射频消融治疗肾肿瘤的临床进展［J］. 中华腔镜泌尿外科杂志，2012，6（5）：334-338.

［7］　Mouraviev V, Joniau S, Van Poppel H, et al. Current status of minimally invasive ablative techniques in the treatment of small renal tumours [J], Eur Urol, 2007, 51: 328-336.

［8］　郭宏骞，燕翔，纪长威，等. 腹腔镜辅助下冷循环射频消融治疗肾脏肿瘤［J］. 江苏医药，2008，34（12）：1220-1222，1192.

［9］　Zhang S, Zhao X, Ji C, et al. Radio frequency ablation of synchronous bilateral renal cell carcinoma [J]. Int J Urol, 2012, 19 (3): 241-247.

［10］　Marcovich R, Aldana JP. Morgenstern N, et al. Optimal lesion assessment following acute radio frequency ablation of porcine kidney: cellular viability or histopathology [J].

J Urol, 2003, 170 (3): 1370-1374.

［11］ Margulis V, Matsumoto ED, Lindberg G, et al. Acute histologic effects of temperature-based radio frequency ablation on renal tumor pathologic interpretation [J]. Urology, 2004, 64 (4): 660-663.

［12］ Pavlovich CP, Wahher MM, Choyke PI, et al. Percutaneous radio frequency ablation of small renal tumors: initial results [J]. J Urol, 2002, 167 (11): 10-15.

［13］ 郭应禄. 提高局部热疗效果的温度段概念［J］. 中华泌尿外科杂志，2001，22（8）：458-459.

［14］ Crowley JD, Shehon J, Iverson M, et al. Laparoscopic and computed tomography-guided percutaneous radio frequency ablation of renal tissue: acute and chronic effects in an animal model [J]. Urology, 2001, 57 (13): 976-980.

［15］ 李泉林，关宏伟，张秋萍，等. 肾细胞癌保肾手术安全切除范围的探讨［J］. 中华泌尿外科杂志，2002，23（12）：709-711.

［16］ Zagoria RJ, Hawkins AD, Clark PE, et al. Percutaneous CT-guided radio frequency ablation of renal neoplasms: factors influencing success [J]. Am J Roentgenol, 2004, 183: 201-207.

［17］ Mcachran S, Alex Lesani O, Resnik MI. Radio frequency ablation of renal tumors Past present and future [J]. Urol, 2005, 66 (5A): 5-22.

［18］ Veltri A, Calvo A, Tosetti I, et al. Experiences in US -guided percutaneous radio frequency ablation of 44 renal tumors in 31 patients：analysis of predictors for complications and technical success [J]. Cardiovasc Inter Rad, 2006, 29: 811-818.

［19］ Pereira PL, Trubenbach J, Schenk M, et al. Radio frequency ablation: in vivo comparison of four commercially available devices in pig livers [J]. Radiol, 2004, 232: 482-490.

［20］ Weizer AZ, Raj GV, O'Connell M, et al. Complications after precutaneous radio frequency ablation of renal tumors [J]. Urol, 2005, 66: 1176-1180.

［21］ Johnson DB, Solomon SB, Su LM, et al. Defining the complications of cryoablation and radio frequency ablation of small renal tumors: a multi- institutional review [J]. J Urol, 2004, 172: 874 -877.

［22］ Rhim H, Dodd GD 3rd, Chintapalli KN, et al. Radio frequency thermal ablation of abdominal tumors: lessons learned from complications [J]. Radiographics, 2004, 24: 41-52.

［23］ Gervais DA, McGovern FJ, Arellano RS, et al. Renal cell carcinoma: clinical experience and technical success with radio frequency ablation of 42 tumors [J]. Radiol, 2003, 226:

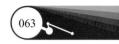

417-424.

［24］ Hwang JJ. Walther MM, Pautler SE, et al. Radio frequency ablation of small renal tumors: intermediate results [J]. Urol, 2004, 171 (5): 1814-1818.

［25］ 姜槐，叶国钦. 微波高频对健康的影响与生物学效应［M］. 北京：人民卫生出版社，1985：45.

［26］ 韩杰，王章才，姜书传，等. 射频治疗前列腺增生症 130 例［J］. 皖南医学院学报，1997，16：38-39.

［27］ 闵志廉，陆晓哲，贺宗理. 前列腺增生症射频治疗疗效分析［J］. 临床泌尿外科杂志，1997，12（5）：285-287.

［28］ Schulman CC, Zolita AR, Rasor JS, et al. Transurethral needle ablation (TUNA): safety, feasibility, and tolerance of a new efficient procedure for treatment of benign prostatic hyperplasia [J]. Eur Urol, 1993, 24: 415-417.

［29］ 赵建军，周惜才，马扬之，等. 前列腺射频仪治疗前列腺增生症的疗效观察（附 133 例报告）［J］. 临床泌尿外科杂志，1994，9（3）：158-159.

［30］ 叶定伟，李长岭. 前列腺癌发病趋势的回顾和展望［J］. 中国癌症杂志，2007，17（3）：177-180.

［31］ Heidenreich A, Aus G, Bolla M, et al. EAU guidelines on prostate cancer [J]. Eur Urol, 2008, 53 (1): 68-80.

［32］ 周芳坚，李永红. 晚期前列腺癌的综合治疗［J］. 中国中西医结合外科杂志，2008，14（4）：317-320.

［33］ Djavan B, Zlotta AR, Susani M, et al. Transperineal radiofrequency interstitial tumor ablation of the prostate: correlation of magnetic resonance imaging with histopathologic examination [J]. Urology, 1997, 50 (6): 986-992.

［34］ Zlotta AR, Djavan B, Matos C, et al. Percutaneous transperineal radiofrequency ablation of prostate tumour: safety, feasibility and pathological effects on human prostate cancer [J]. Br J Urol, 1998, 81 (2): 265-275.

［35］ 胡志全，马扬之，叶章群，等. 多极射频消融治疗前列腺癌临床分析［J］. 临床泌尿外科杂志，2003，18（5）：276-277.

［36］ 张亮，王立刚，范卫君，等. CT 导向下多极射频消融治疗前列腺癌［J］. 广州医学，2009，40（2）：11-13.

［37］ 李凯，许尔蛟，毛仁，等. 经直肠超声造影监测下前列腺整体射频消融［J/CD］. 中华腔镜泌尿外科杂志：电子版，2009，3（3）：204-209.

［38］Ahmed M, Liu ZJ. Radio frequency ablation: effect of surrounding tissue composition on coagulation necrosis in a canine tumor model [J]. Radiology, 2004, 230 (3): 761-767.

［39］郑荣琴，吕明德. 超声造影新技术临床应用［M］. 广州：广东科学技术出版社，2007：1-7.

［40］Choi D, Lim HK, Lee WJ, et al. Early assessment of the therapeutic response to radiofrequency ablation for hepatocellular carcinoma: utility of gray scale harmonic ultrasonography with a microbubble contrast agent [J]. J Ultrasound Med, 2003, 22 (11): 1163-1172.

［41］Morimoto M, Nozawa A, Numata K, et al. Evaluation using contrast-enhanced harmonic gray scale sonography after radiofrequency ablation of small hepatocellular carcinom: sonographic-histopatholigic correlation [J]. J Ultrasound Med, 2005, 24 (3): 273-283.

［42］谷现恩，潘柏年. 现代前列腺疾病［M］. 北京：北京医科大学／中国协和医科大学联合出版社，1996：20-39.

［43］Bernett BD, Richardson PH, Gardner WA. Histopathology and cytology of prostatitis. In: Prostate WE saunders, 1993.

［44］Servadio C, Leib Z. Chronic abacterial prostatitis and hyperthermia, a possible new treatment [J]. Br J Urol, 1991, 67: 308.

［45］顾百胜，陈彤，张坚，等. 体外射频治疗前列腺疾病110例报告［J］. 临床泌尿外科杂志，1994，9：219.

［46］郭震华，王晖. 射频热疗仪治疗前列腺增生症［J］. 中华泌尿外科杂志，1993，14（6）：442-443.

［47］Kirby RS, Lowe D, Bultitude MI, et al. Intrae-prostatic urinary reflux: an aetiological factor in abacterial prostatitis [J]. Br J Urol, 1982, 54: 729-731.

［48］刘树声，柴红育，庞聪，等. 射频电灼治疗尿道尖锐湿疣［J］. 中国基层医药，2004，11（2）：147-148.

［49］王立明，贺宗理，朱有华. 射频热疗在非淋球菌性尿道炎治疗中的作用［J］. 中华泌尿外科杂志，2005，26（9）：642.

［50］吴士良. 经阴道射频照射盆内筋膜：一项治疗真性压力性尿失禁的前瞻性研究［J］. 中华泌尿外科杂志，2004，25（1）：40.

［51］Shashank A, Shehata M, Morris DL, et al. Radio frequency ablation in metastatic melanoma [J]. J Surg Oncol, 2014, 109 (4): 366-369.

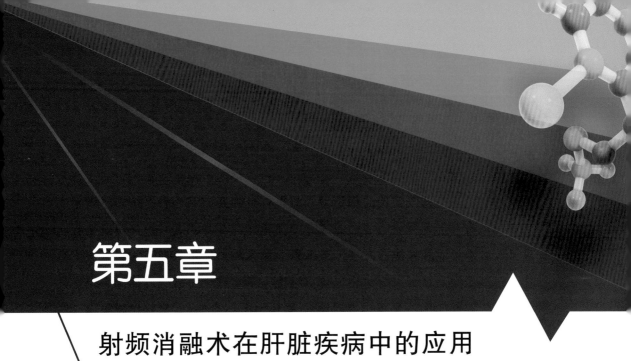

第五章

射频消融术在肝脏疾病中的应用

20多年前，射频消融术开始进入肝癌的治疗领域中。随着射频消融设备的不断更新和发展，目前已不限于肿瘤治疗，几乎扩展到肝脏外科的所有领域。

肝脏因其肝动脉、门静脉双重血供的特点，血运极其丰富。肝脏手术有着易出血的特点，出血量又与术后并发症的发生率和病死率呈正相关。射频消融术作为一种安全有效、简单易行的治疗手段，具有创伤小、出血少、恢复快等优点，在肝脏外科的应用正在迅速发展。

一、肝脏恶性肿瘤

1. 射频消融术治疗早期小肝癌

小肝癌一般定义为直径≤3cm的早期肝癌，其治疗原则一直强调的是根治性。射频消融出现前，手术切除一直是根治性治疗的金标准。1995年，Rossi等首次发表了射频消融术治疗肝癌的报道，为射频消融术治疗早期肝癌提供了可能性。此外，一项早期的多中心前瞻性的临床研究显示，直径≤2cm小肝癌的治疗对比中，射频消融与手术切除的5年生存率效果相近，但术后并发症及术中出血明显低于手术切除组。近几年也有很多针对早期肝癌患者行射频消融与手术切除的治疗对比，消融组第1，3，5年总体生存率分别为94.2%、82.6%和67.5%，手术切除组分别为90.1%、65.0%和55.1%（$P=0.038$），经射频消融和肝脏切除的患者总体生存率并无明显区别。在治疗效果相近的基础上，射频消融具有创伤小、恢复快、并发症少等优点。所以目前普遍观点认为，对于直径≤3cm的早期肝癌可以首选射频消融。但也有少数研究认为，射频消融对于早期肝癌的治疗中与手术切除相比，存在一定的劣势。Parisi等的一项单中心研究显示，对于早期肝癌的治疗中，手术切除的术后总体生存期及术后无瘤生存期优于射频消融。针对射频消融的技术特性，产生这种结果的可能性有以下几点：①射频消融的疗效与操作者的技术有着密切的相关性，穿刺位置的选择往往决定了消融的范围，若高温无法完全覆盖肿瘤，则会增加肿瘤边缘部位的复发概率。②靠近大血管的肿瘤，往往会因为丰富的血供而带走部分热量，使热损伤的效果打折扣。③靠近肝脏表面的肿瘤，因缺乏肝实质的包裹，肝脏表面的肿瘤温度较实质内的低，也会不同程度增加肿瘤的复发转移。针对具有以上特点的小肝癌，射频消融治疗效果仍需要进一步验证。但随着射频消融设备和技术的不断进步和完善，相信对于小肝癌的治疗效果会被不断认可。

2. 射频消融术治疗中晚期肝癌和复发转移性肝癌

对于无法手术切除的肝癌患者，由于肿瘤较大、血流丰富，单纯的射频消融无法维持稳定的高温来杀灭肿瘤。但随着肝动脉栓塞化疗术（transcatheter arterial chemoembolization，TACE）的应用，TACE联合射频消融的治疗效果初显优势，是目前临床较为推崇的联合治疗方式之一。Wang等的研究提示，TACE联合射频消融治疗中晚期肝癌（直径≥5cm）是安全有效的。TACE联合射频消融治疗的优势在于：① TACE可以阻断肿瘤血供，降低血流引起的热流失；② TACE引起的肿瘤缺氧环境下，肿瘤的耐热性变差，热损伤能增加肿瘤的死亡率；③ TACE联合射频消融能有效提高肿瘤杀伤面积，减少术后肿瘤的复发转移等。

对于大多数复发转移的肝癌患者，再次手术的成功率较低，并发症较高，仅有较少部分的患者能再行肿瘤切除术。射频消融作为一种创伤小、简单易行的治疗方式，在转移及复发的肝癌患者中也取得了较好的疗效。

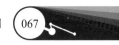

二、肝血管瘤

肝血管瘤是最常见的肝脏良性肿瘤，好发于女性，无恶变倾向，多数生长缓慢，自发破裂者少见。若肿瘤直径较小，无明显生长趋势及症状，可随访观察；若肿瘤较大（直径≥5cm），具有明显生长趋势或临床症状时，可考虑外科治疗。传统的外科治疗有肝叶（肝部分）切除术、瘤体剥除术和缝扎术，肝移植仅用于瘤体巨大无法手术切除和合并卡萨巴赫-梅里特（Kasabach-Merritt）综合征等。手术治疗肝血管瘤存在创伤大、并发症多等缺点。

随着射频消融技术的不断进步，很多研究者开始尝试射频消融治疗肝血管瘤。国外首例射频消融治疗肝血管瘤的报道发表于 2004 年，由 Zagoria 等在 CT 引导下行经皮肝穿刺射频消融治疗一例直径 5cm 的肝血管瘤患者。2006 年，由 Fan 等探讨了腹腔镜下射频消融治疗肝血管瘤的可能性。该研究中治疗 27 例患者，共消融 50 个肝血管瘤（直径 5.5cm±2.0cm）。早期射频消融在肝血管瘤的研究中多围绕直径 5cm 左右的肝血管瘤，射频消融在治疗过程中的安全性及可靠性较好、创伤小，是针对抵触外科切除治疗患者的选择之一。而对于直径≥10cm 的巨大肝血管瘤，治疗效果却不太满意。2011 年，Park 等报道了超声引导下经皮射频消融治疗 24 例患者共 25 个肝血管瘤的数据，其中 20 个直径 4～9.9cm 的肝血管瘤达到了完全消融，而 5 个巨大肝血管瘤的消融率仅为 60%，其中 2 个治疗失败。因此，他们认为射频消融仅适用于治疗 10cm 以下的肝血管瘤，对于巨大肝血管瘤，射频消融的选择应谨慎。国内北京朝阳医院在 2007—2011 年期间尝试射频消融治疗 16 例患者共 17 个巨大肝血管瘤，肿瘤直径 10～16cm，平均 13.2cm，虽然最终肝血管瘤的消融率达到了 82.4%（14 例），但是由射频消融引起的并发症却高达 100%，其中 16 例血红蛋白尿、10 例发热、9 例溶血性黄疸、6 例贫血、6 例转氨酶升高、2 例皮肤烧伤、1 例肾损伤、1 例低位食管瘘、1 例急性呼吸窘迫综合征。并发症过高的主要原因可能是过分强调一次性解决问题，导致巨大的瘤体消融时间过长，对组织损害过大，超过了身体可承受范围。

目前针对巨大肝血管瘤的射频消融治疗尚在探讨阶段。随着多次分阶段治疗的理念、射频消融设备的不断更新，相信未来创伤更小、并发症更少的微创治疗终会到来。

三、肝脏局灶结节性增生

肝脏局灶性结节增生（focal nodular hyperplasia, FNH）是仅次于海绵状肝血管瘤的第二位肝脏良性肿瘤。本病多发于 30～50 岁的女性，表现为肝脏内界限分明的结节，增生结节起源于病灶中心的畸形血管，以增生的小血管和胆管为主，伴随反应性的纤维化增生组织向周围呈纤维索状，在结节切面中形成特征性的中央性星型瘢痕。该病发病机制不太明确，多数研究者认为 FNH 可能与肝实质对先天性动脉血管畸形或动脉损伤的反应性增生有关。大多数患者无明显自觉症状，常在影像检查时无意被发现。FNH 无恶变倾向，但当 FNH 生长迅速或无法排除恶性可能及压迫胆管、血管出现症状时须外科或射频消融干预。对于性质不明的 FNH 行射频消融前应常规肝穿刺活检明确性质。

2010 年，Hedayati 等报道了 1 例 FNH 应用射频消融治疗的病例。肿瘤位于肝右叶，直径 2.2cm，在诊断不明确的情况下先行肝肿瘤穿刺活检，病理明确为 FNH。行射频消融治疗后右上腹疼痛症状显著缓解，随访 1 年半后未见复发。陈建雄等对 12 例 FNH 患者行射频消融治疗均取得了显著的治疗效果，12 例患者共 13 个结节在射频消融治疗后的 3 个月后病灶缩小，无血流信号；随访 3 个月至 6 年后，有 10 个结节完全消失，均无并发症及复发。

根据现有研究，射频消融针对 FNH 的治疗是安全可行的，治疗也初显效果，对于早期发现的 FNH 患者行射频消融治疗，较传统手术切除具有恢复快、创伤小、术后并发症少等优势。但由于该治疗方式开展时间较短，相对研究病例较少，对于射频消融治疗 FNH 的适应证选择、远期疗效及影响因素尚需要进一步探讨。

射频消融是一种安全、可靠的微创治疗技术。在肝癌治疗领域中，尤其是小肝癌的治疗中，有着与外科手术相当的治疗效果及更低的术后并发症。在肝

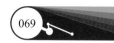

脏良性肿瘤的治疗中，射频消融的适应证也在不断扩展，除了肝血管瘤、FNH等，在肝腺瘤、肝包虫病和复杂肝脓肿等领域也有相关报道。但由于目前报道病例数较少，随访时间短，对于射频消融在肝脏良性肿瘤及肝脏其他疾病中的应用尚需要多中心、大样本的研究进一步去验证。随着射频消融设备技术的进步及研究的深入，相信在不久的将来，肝脏疾病的射频消融治疗将成为重要的手段之一。

（曲　岩）

参 考 文 献

［1］　Decadt B, Siriwardena AK. Radio frequency ablation of liver tumours systematic review [J]. Lancet Oncol, 2004, 5 (9): 550-560.

［2］　Salmi A, Turrini R, Lanzani G, et al. Long-term effectiveness of radiofrequency ablation for hepatocellular carcinoma of 3.5cm or less [J]. Hepato-gastroenterology, 2008, 55 (81): 191-196.

［3］　Rossi S, Di Stasi M, Buscarini E, et al. Percutaneous radiofrequency interstitial thermal ablation in the treatment of small hepatocellular carcinoma [J]. Cancer J Sci Am, 1995, 1 (1): 73-81.

［4］　Livraghi T, Meloni F, Di Stasi M, et al. Sustained complete response and complications rate after radiofrequency ablation of very early hepatocellular carcinoma in cirrhosis: Is resection still the treatment of choice [J]. Hepatology, 2008, 47 (1): 82-89.

［5］　Peng ZW, Liu FR, Ye S, et al. Radiofrequency ablation versus open hepatic resection for elderly patients (＞65years) with very early or early hepatocellular carcinoma [J]. Cancer, 2013, 119 (21): 3812-3820.

［6］　Parisi A, Desiderio J, Trastulli S, et al. Liver resection versus radiofrequency ablation in the treatment of cirrhotic patients with hepatocellular carcinoma [J]. Hepatobiliary Pancreat Dis Int, 2013, 12 (3): 270-277.

［7］　Wang ZJ, Wang MQ, Duan F, et al. Clinical application of transcatheter arterial chemoembolization combined with synchronous C-arm cone-beam CT guided radiofrequency ablation in treatment of large hepatocellular carcinoma [J]. Asian Pac J Caner Prev, 2013, 14 (3): 1649-1654.

[8] Choi D, Lim HK, Rhim H, et al. Percutaneous radiofrequency ablation for recurrent hepatocellular carcinoma after epatectomy: long-term results and prognostic factors [J]. Ann Surg Oncol, 2007, 14 (8): 2319-2329.

[9] Vagefi PA, Klein L, Gelb B, et al. Emergent orthotopic liver transplantation for hemorrhage from a giant cavernous hepatic hemangioma: case report and review [J]. J Gastrointest Surg, 2011, 15 (1): 209-214.

[10] Zagoria RJ, Roth TJ, Levine EA, et al. Radiofrequency ablation of a symptomatic hepatic cavernous hemangioma [J]. AJR Am J Roentgenol, 2004, 182 (1): 210-212.

[11] Cui Y, Zhou LY, Dong MK, et al. Ultrasonography guided percutaneous radiofrequency ablation for hepatic cavernous hemangioma [J]. World J Gastroenterol, 2003, 9 (9): 2132-2134.

[12] Park SY, Tak WY, Jung MK, et al. Symptomatic-enlarging hepatic hemangiomas are effectively treated by percutaneous ultrasonography-guided radiofrequency ablation [J]. J Hepatol, 2011, 54 (3): 559-565.

[13] Gao J, Ke S, Ding XM, et al. Radiofrequency ablation for large hepatic hemangiomas: initial experience and lessons [J]. Surgery, 2012, 153 (1): 78-85.

[14] Di Carlo I, Urrico GS, Ursino V, et al. Simultaneous occurrence of adenoma, focal nodular hyperplasia, and hemangioma of the live: are they derived from a common origin [J]. J Gastroenterol Hepatol, 2003, 18 (2): 227-230.

[15] Hedayati P, VanSonnenberg E, Shamos R, et al. Treatment of symptomatic focal nodular hyperplasia with percutaneous radiofrequency ablation [J]. J Vasc Interv Radiol, 2010, 21 (4): 582-585. DOI: 10. 1016/j. jvir. 2009. 12. 385.

[16] 陈建雄，詹世林，霍枫，等. 肝脏局灶性结节的射频治疗 [J]. 中国普通外科杂志，2012，21（1）：112-114.

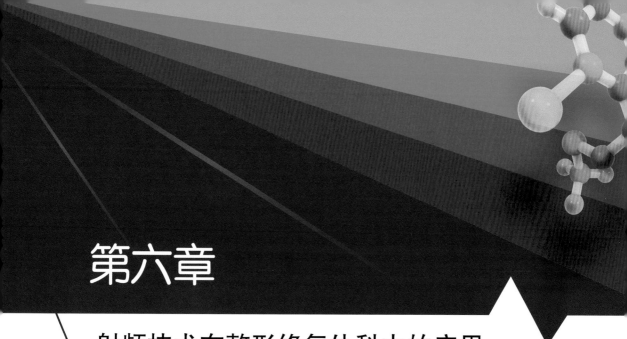

第六章

射频技术在整形修复外科中的应用

 射频消融术在整形修复外科有非常广泛的运用，常用于治疗腋臭、各类瘢痕和损容性皮肤疾病。自2002年FDA首次批准ThermaCool射频设备用于改善眶周皮肤松弛开始，射频技术在皮肤美容领域的运用也在逐步探索与完善，大量文献报道射频技术可以起到紧肤、溶脂、瘦肌等治疗效果，具有创伤小、安全性高、不良反应少、色素沉着风险小等优点，是一种安全有效的美容手段。除上述运用外，点阵射频也被运用于辅助经皮药物导入渗透，增强药物疗效。

一、腋臭

 腋臭俗称狐臭，是一种由于腋窝部位顶泌汗腺分泌异常导致的皮肤科疾病。腋窝部位汗液不易蒸发，与局部微生物相互作用后会产生不饱和脂肪酸，发出一种特殊的刺鼻臭味。腋臭的发生有明显的家族遗传倾向，常见于青年女性，夏季气味更为明显，常在患者的社会交往中引起尴尬，对日常生活影响极大，更有甚者会引起患者的心理压力和自卑感。腋臭的治疗多以减少腋窝顶泌汗腺的数量为主，包括止汗剂、激光、电离子、微波、肉毒素注射、微创手术和内镜手术治疗等治疗方式。腋臭患者采用多汗症严重程度量表（hyperhidrosis disease severity scale，HDSS）进行临床评估（表6-1），HDSS 2分的患者多以止汗剂局部治疗，3~4分的患者可采用止汗剂、肉毒素注射、离子导入等治疗手段，以上均无效时考虑采用手术治疗。

什邡市人民医院整形外科采用射频电波刀改良大汗腺清除术治疗腋臭，采用探针样电极头点对点清除不易手术剪除的顶泌汗腺和毛囊组织，与传统大汗腺清除术相比，疗效与复发率均有明显改善。射频电波刀通过射频能量热效应分解细胞，破坏异常分泌的顶泌汗腺和毛囊组织的同时，大限度保护周围皮肤和血管网，提升大汗腺清除术的治疗效果。射频技术除运用于手术治疗外，新兴的点阵微针射频（fraction micro-needle radiofrequency，FMR）也是治疗中重度原发性腋臭的主要微创治疗手段。2015 年，伊斯法罕大学皮肤病与利什曼病研究中心进行了一项前瞻性研究，运用双极射频设备治疗腋臭，同一患者治疗 3 次（120～180 毫秒，2～3mm，能量水平 6～10），两次微针射频治疗间隔 3 周，患者除 FMR 治疗后即时出现的暂时性红斑外无明显不良反应，并且 3 周 HDSS 和视觉模拟评分（visual analogue scale，VAS）均有明显下降。FMR 通过在真皮深层和皮下组织的热解作用破坏顶泌汗腺腺体治疗腋臭，术后无明显瘢痕，被证实安全、无创、有效。

表 6-1　多汗症严重程度量表

分数	描述
1	我的腋窝出汗从不明显，从不影响我的日常活动
2	我的腋窝出汗可以忍受，有时会干扰我的日常活动
3	我的腋窝出汗难以忍受，经常干扰我的日常活动
4	我的腋窝出汗是无法忍受的，总是干扰我的日常活动

二、瘢痕

瘢痕是由各种创伤后引起的正常皮肤组织的外观形态和组织病理学改变的统称，根据其外观表现可分为表浅性瘢痕、萎缩性瘢痕、增生性瘢痕和瘢痕疙瘩。对于不同类型的瘢痕，治疗方式主要分为非手术治疗和手术治疗。非手术治疗主要包括瘢痕内抗肿瘤药物、干扰素和激素注射、硅凝胶、压力治疗、激光治疗、放射治疗等。近年来随着射频技术的发展与射频治疗设备的面世，愈来愈多研究采用射频技术介入各类瘢痕的治疗，并取得了不错的疗效。来自哈佛医学院布莱根妇女医院的一项动物实验显示，脉冲射频能量治疗能刺激细胞增殖，促进肉芽组织形成和胶原沉积，从而加速糖尿病小鼠皮肤创面愈合。

青春痘痤疮恢复后常产生痤疮瘢痕，密集聚集于面部的凹坑状痤疮瘢痕影响外观容貌，射频治疗创伤小、疗效好，常用于痤疮瘢痕的治疗。上海市第九人民医院整复外科使用以色列飞顿激光公司生产的 Accent[Pro] 深蓝热塑射频治疗仪治疗痤疮瘢痕患者，单极射频可以激发氮气形成微等离子体，利用局部热效应刺激瘢痕深层胶原组织重塑，使痤疮瘢痕淡化、凹坑变浅，证实重复等离子体射频治疗可以有效改善痤疮瘢痕，并且保留表皮完整性，更有利于患者恢复，FMR 也被证实治疗凹陷性痤疮瘢痕安全有效。

酒糟鼻也称为玫瑰痤疮，表现为颜面中部红斑、毛细血管扩张和有炎症的毛囊丘疹及脓疱，发展至鼻赘期后鼻部形成增大结节、表面凹凸不平，影响美观。鼻赘期酒糟鼻药物治疗效果不佳，临床常采用手术切削与削磨术或激光治疗相结合改善外观。中国人民解放军空军总医院皮肤科采用 Ellman 双射频刀对鼻赘期酒糟鼻患者进行切削，具有组织切割流畅、术中止血便捷、多种电极头精细操作等优势，极大缩短了手术时间。

射频治疗对烧伤后的色素沉着也有一定的疗效。中国医学科学院整形外科医院的一项临床试验显示治疗总有效率高达 88%，经 2 次治疗后术区肤色基本接近正常皮肤，显示 Plasma 射频技术能显著改善面部烧伤后皮肤的色素沉着，并发症少，安全系数高。

三、损容性皮肤疾病

损容性皮肤疾病主要以皮肤肿物为临床表现，包括色素痣、皮脂腺痣、毛细血管瘤等，临床常采用射频以进行消融、切割、碳化等治疗，疗效明确，安全性高。大量研究证实射频消融术治疗动静脉畸形和血管瘤的有效性，经皮射频消融术目前主要运用于肝脏肿瘤及肝血管瘤的治疗。临沂市肿瘤医院省级血管瘤特色专科采用美国 Valleylab 公司生产的 CC-1-220 型射频消融系统治疗颌面部及肢体动静脉畸形，可有效闭塞瘤体中心部位供血，同时及时控制术中出血，是治疗动静脉血管畸形的有效手段。婴幼儿血管瘤是婴幼儿最常见的良性肿瘤，由正常血管组织过度增生导致，好发于头面部及颈部，治疗方式包括手术治疗、激光治疗和药物治疗等。近十年来，射频消融技术也频频用于婴幼儿血管瘤的治疗中。有研究显示，射频消融治疗对 φ5cm 以下的中小血管瘤疗效确切，较大的血管瘤需要反复治疗以促进疗效。另有研究显示，射频治疗对婴幼儿血管瘤的疗效与 Nd：YAG 激光治疗效果相似，但射频治疗术后组织愈合时间及瘢痕形成则明显优于激光治疗。

四、美容

射频技术与设备在皮肤美容领域有着相当广泛的应用，准单极射频、单极射频和双极射频针对求美者的不同需求，可以达到除皱紧肤、溶脂和瘦肌等不同的治疗效果。由于组织衍射和生色团吸收均不影响射频产生的能量，射频设备发出能量穿透的深度更可控，且适用于各类肤色人群。

1. 除皱紧肤　加州恩西尼塔斯皮肤学协会在 2003 年对 ThermaCool TC^{TM} 除皱仪的除皱紧肤效果进行了评估，经治疗后患者眶周区域皱纹明显减少，部分患者显示眉毛有轻微提升，证实射频设备能安全有效地减少眶周皱纹，缩紧治疗区域皮肤。Clementoni 等学者采用分阶段高强度聚焦射频治疗下面部与颈部的皮肤松弛，其中 81.8% 的患者皮肤松弛情况得到了中度或高度改善，疗效满意，无长期持续的不良反应，证实射频治疗对包括老年人在内的下面部及颈部皮肤松弛均有良好的改善效果。在 90 余例面部老龄化患者的射频紧肤治疗中，均采用了患者与医生独立评价作为疗效评估，经治疗 2～3 个月后，患者皮肤周围评分明显降低，皱纹变浅，鼻唇沟变浅，下颌区松弛组织收紧，同时皮肤质地也有一定改善。基于射频能有效收缩紧致皮肤这一治疗基础，美国 Viveve 公司将其运用于非手术阴道缩紧术，利用射频能量刺激深层胶原重塑、收缩，改善阴道松弛，取得了不错的疗效。

2. 溶脂

大量研究证实射频能量可以有效治疗脂肪团。耶鲁大学医学院对单极射频设备治疗脂肪团的有效性和安全性进行了评估，术后随访显示患者脂肪团有量化改善，治疗方法安全、有效。对经射频系统处理后的脂肪团进行组织学分析发现，脂肪细胞呈现为多面体，包膜不规则变性，脂质含量减少或不含脂质，证实射频能量有可能降低细胞脂质含量，诱导脂肪细胞破裂、凋亡，从而治疗脂肪团。另外，FDA 新批准的 Vanquish 设备运用聚焦射频对腹部和腰侧深层组织作用，减少腹部脂肪，试验显示尽管患者总体脂肪含量没有明显改变，治疗区域皮肤褶皱厚度则有显著减少。

3. 瘦肌　韩国三星美容诊所首次将射频技术运用于咬肌肥大患者，并对其进行了长期随访。超声显示射频治疗后 6 个月时，患者咬肌厚度平均减少 27%，患者在治疗后 3～6 周即可察觉咬肌体积的变化，患者满意度高。该治疗方法的原理是利用射频波引起离子振荡产热，损伤局部肌纤维，促使周围肌纤维收缩变性，继而促进咬肌萎缩，改善咬肌肥大，由于咬肌特殊的解剖特点，操作时应尽量避免损伤腮腺、腮腺导管和面神经。除咬肌肥大外，射频瘦肌技术也可运用于其他部位肌肉肥厚如腓肠肌肥厚的患者。陈刚等比较了射频消融和肉毒素对肌肉肥厚的治疗效果，试验结果显示射频消融组咬肌减小优于肉毒素组，且维持效果优于肉毒素注射。

五、展望

射频技术在整形修复外科疾病及美容领域的应用已日趋成熟，由于其疗效好、创伤小、安全性高等特点，在整形修复外科微创治疗中占有一席之地，能有效治疗腋臭、瘢痕、痤疮、皮肤血管瘤、体表肿物等，可以改善面部、头颈部及其他部位皮肤松弛和皱纹、脂肪堆积和肌肉肥大。然而，射频作为新兴技术，在整形修复外科其他疾病如增生性瘢痕、瘢痕疙瘩等的疗效仍未明确，射频与激光、药物等相结合的联合治疗方式也有待进一步研究探索。

（裴芸琨）

参 考 文 献

［1］ Abtahinaeini B, Naeini FF, Saffaei A, et al. Treatment of primary axillary hyperhidrosis by fractional microneedle radiofrequency: Is it still effective after long-term follow-up [J]. Indian J Dermatol, 2016, 61 (2): 234-234.

［2］ Alexiades-Armenakas, Macrene, Dover JS, Arndt KA. Unipolar radiofrequency treatment to improve the appearance of cellulite [J]. J Cosmet Laser Ther, 2008, 10 (3): 148-153.

［3］ Barta RJ, Hillard C, Bernstein D, et al. Radio frequency therapy (Vanquish)noninvasive body sculpting for reduction of abdominal fat [J]. Plast Reconstr Surg, 2015, 136: 130.

［4］ Clementoni MT, Munavalli GS. Fractional high intensity focused radiofrequency in the treatment of mild to Moderate laxity of the lower face and neck: a pilot study [J]. Laser Surg Med, 2016, 48 (5): 461-470.

［5］ Fatemi Naeini F, Abtahi-Naeini B, Pourazizi M, et al. Fractionated microneedle radiofrequency for treatment of primary axillary hyperhidrosis: a sham control study [J]. Australas J Dermatol, 2015: 31: 1057-1058.

［6］ Fisher GH, Jacobson LG, Bernstein LJ, et al. Nonablative radiofrequency treatment of facial laxity [J]. Dermatol Surg, 2005, 31 (Supplement s3): 1237-1241.

［7］ Fitzpatrick R, Geronemus R, Goldberg D, et al. Multicenter study of noninvasive radiofrequency for periorbital tissue tightening [J]. Laser Surg Medi, 2003, 33 (4): 232-242.

［8］ Guang-Yu M, Song-Lin Y, Jiang-Hong Z. Etiology and management of axillary bromidrosis: a brief review [J]. Int J Dermatol, 2010, 47 (10): 1063-1068.

［9］ Herbst SJ, Millheiser L, Pauls R, et al. Radiofrequency treatment of vaginal laxity-nonsurgical vaginal tightening [J]. J Minim Invas Gyn, 2009, 16 (6): S90-S91.

［10］ Holland KE, Drolet BA. Infantile hemangioma [J]. Pediatric Clinics of North America, 2010, 57 (5): 1069-1083.

［11］ Li Q, Kao H, Matros E, et al. Pulsed radiofrequency energy accelerates wound healing in diabetic mice [J]. Plast and Reconstr Surg, 2011, 127 (6): 2255-2262.

［12］ Lolis MS, Goldberg DJ. Radiofrequency in cosmetic dermatology: a review [J]. Dermatol Surg, 2012, 32(7): 157-159.

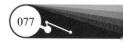

［13］Park YJ, Jo YW, Bang SI, et al. Radiofrequency volumetric reduction for masseteric hypertrophy [J]. Aesthet Plast Surg, 2007, 31 (1): 42-52.

［14］Solish N, Bertucci V, Dansereau A, et al. A comprehensive approach to the recognition, diagnosis, and severity-based treatment of focal hyperhidrosis [J]. Dermatol Surg, 2007, 33 (8): 908-923.

［15］Thomas JR, Somenek M. Scar revision review [J]. Arch Facial Plast S, 2012, 14 (3): 162.

［16］Trelles MA, van der Lugt C, Mordon S, et al. Histological findings in adipocytes when cellulite is treated with a variable-emission radiofrequency system [J]. Laser Med Sci, 2010, 25 (2): 191-195.

［17］陈刚，黄金龙，张骏，等. 射频消融与 A 型肉毒毒素治疗咬肌良性肥大的临床效果比较［J］. 中华医学美学美容杂志，2015，21（6）：357-360.

［18］丁金萍，陈博，武静静，等. 微等离子体射频技术治疗面部烧伤后色素沉着［J］. 中华整形外科杂志，2014，30（2）：99-101.

［19］韩飞，黎晴. 联合射频电波刀治疗的改良大汗腺清除术临床效果观察［J］. 中华整形外科杂志，2013，29（5）：361-364.

［20］黄绿萍. 射频紧肤术治疗面部老化 60 例［J］. 中华整形外科杂志，2013，29（2）：140-142.

［21］回蔷，穆晓驰，常鹏，等. 射频技术用于面部年轻化的疗效观察［J］. 中国美容整形外科杂志，2016，27（7）：407-409.

［22］姜颂期，周慎健. 射频技术在瘦肌领域中的应用［J］. 中国美容医学杂志，2008，17（7）：1046-1047.

［23］金超杰，陈垒垒，张兴群，等. 射频微针技术微创介入治疗腋臭 31 例［J］. 中华整形外科杂志，2018，34（6）：480-483.

［24］刘宇楠，刘宇. 婴幼儿腮腺区血管瘤治疗的研究进展［J］. 国际口腔医学杂志，2012，39（4）：487-490.

［25］刘子菁，王小燕，Juliandri，等. 非手术溶脂技术［J］. 中华皮肤科杂志，2019，52（4）：290-294.

［26］孙雯佳，吴家强，项蕾红. 点阵射频在皮肤美容领域的应用［J］. 中华皮肤科杂志，2016，49（10）：751-754.

［27］邰茂众，葛春晓，李克雷，等. 经皮射频消融术治疗复杂弥漫性动静脉畸形 12 例［J］. 中华整形外科杂志，2018，34（5）：347-353.

［28］涂彩霞，刘艳林，王璐，等 . 黄金微针点阵射频联合 AAPE 治疗凹陷性痤疮瘢痕的临床疗效观察［J］. 中国激光医学杂志，2018，27（02）：34.

［29］武晓莉，高振，刘科，等 . 微等离子体射频技术治疗痤疮瘢痕效果［J］. 中华医学杂志，2011，91（37）：2604-2606.

［30］严军，朱光也，杨尧 . 射频与 Nd：YAG 激光治疗小儿皮肤血管瘤疗效比较［J］. 广东医学，2007，28（8）：1301-1302.

［31］杨志勇，乔丽，李强，等 . 射频刀治疗酒渣鼻的临床观察［J］. 中华皮肤科杂志，2013，46（11）：820-821.

［32］张杨，朱浩，李贵英 . 射频消融在治疗损容性皮肤疾病中的应用［J］. 中华医学美学美容杂志，2013，19（6）：457-458.

第七章

射频消融术在妇科疾病中的应用

　　射频消融术在妇科中常用来治疗子宫肌瘤、宫颈病变、子宫内膜息肉等。20 世纪 90 年代开始射频消融技术应用于妇科领域，2005 年意大利首次报道了腹腔镜下射频消融治疗子宫肌瘤，治疗后子宫肌瘤的体积减小了 41%～77%。术后随访 1 年，症状评分和生活质量评分均有显著改善。随后，有愈来愈多的医院相继开展该技术。在不断的实践中，发现该治疗方式确实是治疗子宫肌瘤的一种有效方法。虽然已经提出了射频能量对细胞损伤的几种潜在机制，但最主要的机制是摩擦加热引起的热损伤。射频能量是一种频率在 10～900kHz 的交流电，在这些频率下，电流产生的热量被分散到靠近电极 - 组织界面的区域。一旦温度超过 50℃，细胞膜就会融化和融合，蛋白质变性，不可逆的细胞死亡就会发生。

一、子宫肌瘤

　　子宫肌瘤是育龄期女性最常见的良性盆腔肿瘤，它的终生发病率为70%～80%，约 25% 的女性报告有症状。子宫肌瘤患者可出现月经量过多、贫血、不孕、压迫症状（腹胀、尿频等）等症状。有症状的子宫肌瘤是子宫切除术最常见的指征，美国每年有 15 万～20 万例患者进行子宫切除手术，子宫肌瘤占 30%～40%。

射频容积消融术（radiofrequency volumetric thermal ablation，RFVTA）的出现，使要求保留子宫的女性患者有了更多的选择。开腹、腹腔镜、宫腔镜下切除子宫肌瘤是常见的治疗方式。RFVTA 是一种微创的治疗方式，它的效果并不亚子宫肌瘤切除术，其各有利弊。2012 年，德国图宾根大学医院进行了一项前瞻性试验，对比腹腔镜下射频消融治疗子宫肌瘤与腹腔镜下子宫肌瘤切除术两种治疗方式，结果显示：两种治疗方式在安全性和疗效方面没有显著差异；RFVTA 治疗中能处理更多的肌瘤，住院时间更短，术中出血也更少；然而在生活质量评分中，腹腔镜子宫肌瘤切除组明显高于 RFVTA。

射频消融术治疗子宫肌瘤的方式有经阴道、经腹壁，具体手术方式主要根据子宫肌瘤位置而定，黏膜下肌瘤多选择经阴道操作，属于无创手术。就目前文献报道来看，更多的医院选择腹腔镜下进行射频消融术。与其他无创治疗方式（如聚焦超声消融技术）相比，RFVTA 具有可以在术中取活检行病理检查的优点。虽然临床诊断与病理诊断不符是少数，但一旦发生后果严重。德国图宾根大学妇产科在对行 RFVTA 治疗的 24 名患者行病理检查发现，92% 的病理报告为良性子宫肌瘤，1 名患者为细胞丰富的平滑肌瘤（4%），另 1 名诊断为恶性程度不明确的子宫平滑肌瘤（4%）。

虽然射频消融术有无创、恢复快、出血少的优点，但是并非所有子宫肌瘤都适合。术前患者应行 MRI 和超声检查，明确诊断为子宫肌瘤。根据国际妇产科联盟（Federation International of Gynecology and Obstetrics，FIGO）子宫肌瘤分型，将子宫肌瘤分为 0～7 型。除 7 型之外的其余子宫肌瘤且排除恶性病变后，可考虑采用射频消融术。处于妊娠期、哺乳期、月经期，一般不进行该治疗（图 7-1）。

RFVTA 治疗与其他治疗方式相比，有无明显的促进妊娠，目前尚无结论。但认为 RFVTA 治疗对妊娠结局无明显不良影响。最明显的一点就是目前报道的 RFVTA 后妊娠的女性无人发生子宫破裂。

RFVTA 治疗过程中，应根据子宫肌瘤的大小、位置设置电极针和能量输出。根据 2017 年我国《超声引导经皮微波（射频）消融治疗子宫肌瘤临床应用》的建议，在超声实时引导下经皮穿刺向病灶内置入射频电极针，病灶＜5cm

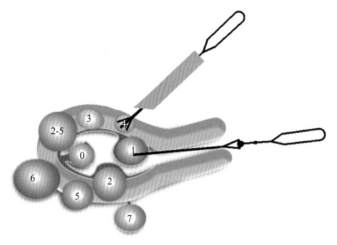

图 7-1 FIGO 子宫肌瘤分 0～7 型

或乏血供子宫肌瘤可置入 1 根刀头为 3cm 射频电极针或 2 根刀头为 2cm 的射频电极针，>5cm 富血供子宫肌瘤置入 2 根电极针。在治疗过程中，消融过程中超声实时监测子宫腔回声变化，当宫腔内出现流动高回声时停止射频，要防止子宫内膜的损伤。

对子宫肌瘤治疗效果的评估尚无定论，目前较常用的有几种方法，一种是根据超声造影或增强 MRI 评估坏死组织、肌瘤血供情况或治疗前后的变化；另一种是根据临床疗效，如子宫肌瘤体积（$v = 3/4\pi r^3$，$r = $ 长 + 宽 + 高 /6）缩小率、子宫肌瘤相关症状与健康相关生活质量调查问卷评分、血红蛋白定量等。

二、宫颈疾病

长期的宫颈炎可以出现异常阴道流液、接触性出血等不适，射频消融术可以经阴道消融病灶，达到去除病灶的效果。对于宫颈鳞状上皮内病变，反复宫颈上皮内瘤变（cervical intraepithelial neoplasia，CIN）Ⅰ～Ⅱ患者，也可以选择该方法去除病灶，安全有效。与宫颈环形电切割术（loop electrosurgical excision of cervix，LEEP）相比，射频消融术在治疗 CIN Ⅰ 与 LEEP 术效果无明显差异。

射频消融治疗宫颈病变安全有效，很多医院都有开展该技术。大部分患者仅需要门诊手术，简便快速，节省时间，但须严格掌握手术指征，避免过度治疗。

三、子宫腺肌病

子宫腺肌病是一种异质性妇科疾病，它是由子宫内膜异位腺体良性浸润肌层间质引起的。子宫腺肌病患者有多种临床表现，最常见的表现包括月经大量出血、继发性痛经和子宫增大（可能在膀胱或肠道产生压力症状）。然而，患者也可以无任何症状。子宫切除术是一个明确的解决方案，但大多数女性不想失去子宫。有多种非手术治疗方法可供选择。然而，最佳治疗方式仍未达成共识。

中国人民解放军火箭军总医院将射频消融术运用于子宫腺肌病的治疗中。据报道，治疗中机器工作在 50Hz，发射功率 300W，所使用的针电极长 35cm，远端暴露 1.5cm，输出能量设置为 30～50W。术后患者痛经的症状严重程度明显下降。2 例患者术后出现宫内粘连。没有观察到严重的并发症，包括附近器官的穿透或灼伤。总而言之，超声引导下射频消融治疗有症状子宫腺肌病是一种治疗选择。

四、子宫内膜息肉

子宫内膜息肉是指子宫内膜受激素刺激，局部增生过度向宫腔内突出形成的良性病变，是常见的子宫内膜病变之一，可导致异常子宫出血，有的也会导致不孕症。在宫腔镜下行射频消融术同样可以治疗子宫内膜息肉。有研究将 50 例因子宫内膜息肉行射频消融治疗的患者纳入研究，术后无并严重并发症发生。术后随访 1 年，3 例多发性子宫内膜息肉患者出现复发。

五、展望

射频消融术用于治疗妇科疾病是比较安全、有效的，但目前的相关研究较少。射频消融术与其他技术相比，在生殖能力改善、减少盆腔宫腔粘连等方面有无明显效果现在仍然未知。射频消融术在妇科疾病中的应用时间并不长，目

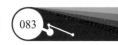

前较多用于子宫肌瘤的治疗，其在妇科领域的应用有待于进一步的临床研究加以验证。

（赵　栋　翁丽纯）

参 考 文 献

［1］　Brucker SY, Markus H, Dorit K, et al. Laparoscopic radiofrequency volumetric thermal ablation of fibroids versus laparoscopic myomectomy [J]. 2014, 125 (3): 261-265.

［2］　Donna Day B, Dunson DB, Hill MC, et al. High cumulative incidence of uterine leiomyoma in black and white women: ultrasound evidence [J]. 2003, 188 (1): 100-107.

［3］　Doridot V, Dubuisson JB, Chapron C, et al. Recurrence of leiomyomata after laparoscopic myomectomy [J]. 2001, 8 (4): 495-500.

［4］　Hai N, Hou Q, Ding X, et al. Ultrasound-guided transcervical radiofrequency ablation for symptomatic uterine adenomyosis [J]. 2016, 90 (1069): 20160119.

［5］　Keltz J, Levie M, Pregnancy outcomes following direct uterine fibroid thermal ablation: a review of the literature [J]. 2017: 24 (4): 105-107.

［6］　Krämer B, Hahn M, Taran FA., et al. Interim analysis of a randomized controlled trial comparing laparoscopic radiofrequency volumetric thermal ablation of uterine fibroids with laparoscopic myomectomy [J]. 2016, 133 (2): 206-211.

［7］　Laughlin SK, Stewart E. Uterine leiomyomas: individualizing the approach to a heterogeneous condition [J]. 2011, 117 (117): 396-403.

［8］　Milic A, Asch MR, Hawrylyshyn PA, et al. Laparoscopic ultrasound-guided radiofrequency ablation of uterine fibroids [J]. 2006, 29 (4): 694-698.

［9］　Valentino B, Fabio G, Antonella C, et al. Laparoscopic radiofrequency thermal ablation: a new approach to symptomatic uterine myomas [J]. 2005, 192 (3): 768-773.

［10］　Walter CB, Hartkopf AD, Schoeller D, et al. Ultrasound guided core needle biopsy prior to thermo ablative treatment of uterine tumors: first results [J]. 2018, 297 (2): 387-392.

［11］　Wu JM, Wechter ME, Geller EJ, et al. Hysterectomy rates in the United States, 2003 [J]. 2007, 110 (5): 1091-1095.

［12］　崔晓明，王讯，宫国俊. 宫腔镜等离子射频消融治疗子宫内膜息肉50例［J］.

江苏医药，2013，39（5）：606．

［13］ 李黎，张力，刘月旺，等．唯阴康联合宫颈射频消融术治疗持续 CIN I 的临床效果观察［J］．实用妇产科杂志，2010，26（11）：861-863．

［14］ 刘维杰，王丽荣，魏杏茹，等．宫颈电环切除术与射频消融术分别联合重组人干扰素凝胶治疗持续性宫颈 CIN I 级的效果比较［J］．河北医药，2015，（24）：3730-3732．

第八章

射频技术在心血管内科中的应用

自 1986 年应用于临床以来，射频消融技术使心律失常治疗发生了革命性变化。射频消融是将导管经外周血管送入心脏特定部位，释放射频能量导致局部心内膜及心内膜下心肌凝固性坏死，达到阻断快速心律失常异常起源点或关键传导区域的微创介入性技术。至今为止，射频消融的适应证包括了几乎所有类型的快速性心律失常，如心房颤动或心房扑动、房性心动过速、各种类型的室上性心动过速、室性期前收缩、室性心动过速，甚至室颤电风暴等。同时，射频消融还在心肌病和顽固性高血压的治疗中起到了积极的辅助作用。射频消融安全可靠，并发症低，总体成功率高。其复发率则与心律失常类型、病灶位置、导管操作和是否合并器质性心脏病等有关。

一、心房颤动的射频消融

随着社会老龄化，心房颤动发病率逐年增高，成为严重的社会负担。消融是心房颤动转复和维持窦性心律最有效的治疗方法，而射频是其中最主要的能量形式。在维持窦性心律、提高生活治疗方面，射频消融治疗优于抗心律失常药物。目前，心房颤动射频消融术式分为两类，一类以肺静脉为主要靶点，包括环肺静脉隔离、肺静脉节段性电隔离等；另一类则干预心房颤动的其他可能机制，包括消融神经节丛（ganglionated plexus，GP）、复杂碎裂电位（complex fractionated atrial electrograms，CFAE）和转子（rotor）等。环肺静脉隔离是目前应用最广泛、证据级别最高的术式。肺静脉异位兴奋被认为是阵发性心房颤动的触发灶，因此在肺静脉前庭行环形消融，使肺静脉内电活动不能传导至心房，从而达到治疗目的。对持续性心房颤动，在肺静脉隔离的基础上，根据情况增加或不增加辅助的线性消融，将心房分隔成更小片的区域使折返难以维持，同时干预了心房基质。环肺静脉电隔离首次消融的远期成功率在阵发性心房颤动中达 70%～80%，在持续性心房颤动中为 50%～70%。虽然优于药物治疗，但鉴于心房颤动病因和病理生理机制的复杂性，消融即刻转复为窦性心律后仍存在一定的心房颤动复发率，部分患者需要二次消融或辅助药物控制。此外，基于对心房颤动发病机制的不同学说，其他不以肺静脉为靶点的术式也在不断地探索。神经节丛消融旨在干预心房自主神经对心房颤动的触发，复杂破裂电位消融是对心房基质进行改良，转子消融则旨在干预心房颤动的主导折返环。这些术式可作为环肺静脉电隔离的有效补充，但目前证据级别不高，疗效不确切，仍需要大规模临床试验的验证。除了术式的不断革新，标测系统（如三维磁导航、多极网篮电极、心腔内超声等）和导管（如压力导管）也在不断升级，房颤射频消融的成功率可望进一步提高。

二、心房扑动的射频消融

与房颤的触发和微折返机制不同，心房扑动的机制是心房内大折返。三尖瓣峡部依赖的心房扑动是最常见的形式，其折返的关键峡部在下腔静脉口和三尖瓣环之间，此处为缓慢传导区，为射频消融心房扑动的靶点。目前多采用解剖线性消融法，即下腔静脉口、三尖瓣环和冠状静脉窦口构成的三条连线中择其一进行线性消融，消融终点为三尖瓣峡部双向传导阻滞，其成功率可达 90%～95%。除三尖瓣峡部依赖的心房扑动外，其他类型的心房扑动常见于右房终末嵴、先天性心脏病相关、外科术后瘢痕或补片相关及房颤消融术后心房扑动等，射频消融的关键均为寻找折返依赖的关键峡部。

三、房性心动过速的射频消融

局灶性房性心动过速可呈无休止发作，进而导致心动过速心肌病和心力衰竭。局灶性房性心动过速的机制多样，包括微折返、自律性增加和触发活动等，常见的起源部位有肺静脉口、左心耳、终末嵴、冠状静脉窦口和右心耳等。由于缺乏特征性电生理表现，局灶性房性心动过速标测难度较大，但由于病灶范围有限，消融成功率高，复发率低。

四、房室折返性心动过速的射频消融

房室折返性心动过速（atrioventricular reentrant tachycardia，AVRT）是房室旁路介导的折返性心律失常。根据传导方向，其可分为顺向型（房室结前传，旁路逆传，窄 QRS 波）和逆向型（旁路前传，房室结逆传，宽 QRS 波）。房室旁路可存在于房室瓣环的任意部位。左侧旁路多在二尖瓣环心室侧消融，而右侧旁路多在三尖瓣环心房侧消融。房室旁路消融的成功率与旁路位置有关。与左侧旁路相比，右侧旁路消融成功率较低，可能与右房游离壁心内膜面不规则、导管与组织贴靠不良有关。间隔旁路由于临近房室结和希氏束，消融时应小心，避免损伤正常的房室传导系统。

五、房室结折返性心动过速的射频消融

房室结折返性心动过速（atrioventricular nodal reentrant tachycardia，AVNRT）是最常见的室上性心动过速类型，其机制是房室结区域存在两条特性不同的传导路径，即慢径路（传导慢，不应期短）和快径路（传导快，不应期长），从而有利于折返形成。射频消融多选择改良慢径，靶点为 Koch 三角的基底部、冠状窦口前上方，消融时应注意避免损伤房室结。射频消融成功率高，复发率低，是房室结折返性心动过速的根治手段。

六、特发性室性期前收缩和室性心动过速的射频消融

对于无器质性心脏病而言，特发性室性期前收缩大多为良性病程，但部分患者症状明显，影响生活质量，在少数患者中观察到恶性心律失常和心动过速心肌病的发生。因此，射频消融是治疗药物无效的、症状性室性期前收缩和室性心动过速的首选方式。特发性室性期前收缩和室性心动过速最常见于右室流出道，其他常见部位还包括左室流出道和左侧浦肯野纤维系统等。对于流出道特发性室性期前收缩和室性心动过速，通常以激动标测的心室最早激动点，以及起搏标测的与自发 QRS 波的最佳匹配点作为靶点。对浦肯野纤维相关的分支型室性心动过速，还可寻找最早的 P 电位作为消融靶点。特发性室性期前收缩、室性心动过速消融范围通常较局限，成功率高。对于其他少见部位，如二尖瓣环、三尖瓣环、左室顶部等区域的室性期前收缩，由于标测和导管操作的困难，复发率相对较高。

七、器质性心脏病室性心动过速和心室颤动的射频消融

器质性心脏病相关的室性心律失常见于心肌梗死后和心肌病，发作时常伴有血流动力学障碍。室性心动过速和心室颤动的发病机制是梗死边缘区组织中残存的心肌细胞带呈缓慢和不均匀传导，从而有利于折返，折返环出入口是残存心肌与正常心肌的连接处。消融方式通常将瘢痕区之间以经线连接，使瘢痕和瘢痕区外的存活心肌无电学传导。心肌梗死后室性心动过速标测困难，成功率低，复发率高。而致心律失常性右室心肌病（arrhythmic right ventricular cardiomyopathy，ARVC）为进展性疾病，其室性心动过速消融成功率低，其室性心动过速的复发可出现与消融前不同的心电图特征。束支折返性室性心动过速则多见于扩张性心肌病，多以消融右束支为主，其消融成功率高。最新研究表明，心肌梗死后希浦系统相关的局灶触发的室颤电风暴，射频消融可明显改善患者预后。

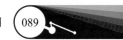

八、离子通道病相关的室性心律失常的射频消融

射频消融在遗传性离子通道病，如 Brugada 综合征中也占有愈来愈重要的地位。尽管不能根治疾病，射频消融可显著减少恶性心律失常事件的发生和减少植入型心律转复除颤器（implantable cardioverter defibrillator，ICD）放电。以 Brugada 综合征的心室颤动为例，心内膜和心外膜消融均可作为有效的治疗手段。心内膜消融的目标在于消融触发心室颤动的室性期前收缩。同时 Brugada 综合征的右室流出道心外膜有更异质化的动作电位、更少的缝隙连接和更多的纤维化和胶原沉积，因此较心内膜更容易形成折返。经皮途径对心外膜进行射频消融改良心外膜基质被证实能减少心室颤动的发生。目前，以心内膜或是心外膜作为 Brugada 综合征首选的消融术式仍存在争议。

九、不适当窦性心动过速的射频消融

不适当窦性心动过速（inappropriate sinus tachycardia，IST）的机制包括窦房结细胞的异常自律性和自主神经功能障碍。对药物治疗无效的不适当窦性心动过速可采用射频消融术予以窦房结改良。窦房结改良的靶点通常为界嵴上段。消融终点一般为基础心率下降 25% 或至 90 次 /min 以下，伴 P 波倒置。消融并发症包括严重的窦性心动过缓或窦性停搏而需要置入永久性起搏器，膈肌麻痹和一过性上腔静脉综合征等，部分患者在消融术后仍需要药物治疗。目前对不适当窦性心动过速的窦房结改良术的有效性和安全性尚缺乏大规模临床试验评价。

十、梗阻性肥厚型心肌病的射频消融

梗阻性肥厚型心肌病的左室流出道梗阻可导致患者呼吸苦难、胸痛、心力衰竭甚至心脏性猝死，解除左室流出道梗阻可减轻症状和改善预后。近期我国学者首创的心脏彩超引导下经皮心肌内室间隔射频消融（percutaneous intramyocardial septal radiofrequency ablation，PIMSRA），通过射频能量造成室间隔心肌的治疗性梗死。与外科室间隔肌切除术和室间隔酒精消融外，PIMSRA的优势在于微创、不依赖于血管分布、精确定位和不损伤传导系统。该术式可提高术后 6 个月的运动耐量，降低左室流出道压力和改善心功能。

十一、顽固性高血压的射频消融

交感神经活性增高是高血压主要的病理基础之一，肾脏不仅是交感神经激活的靶器官，同时也是交感神经激活的重要来源，从而间接影响其他器官功能。阻断肾交感神经活性，可抑制肾素 - 血管紧张素 - 醛固酮系统，进而改善血压。对药物抵抗的顽固性高血压，肾动脉去交感神经术（renal denervation，RDN）是通过降低交感神经的过度兴奋达到治疗高血压的目的，是过去十年最热门的方法。其做法是通过导管在肾动脉主干或主要分支中进行内膜逐点消融。尽管早期存在争议，近期的三项大规模临床试验均证实，RDN 与降压药物联用或单独使用均可有效降低血压。然而在 RDN 的能量选择上，最新的头对头研究表明，超声能量可能优于射频能量。目前也有小规模的临床试验提示 RDN 可用于心房颤动的治疗，但其疗效需要进一步验证。

综上所述，射频消融是目前快速性心律失常最重要的治疗方法之一，安全有效，可明显改善患者症状和预后，同时在心肌病、高血压等疾病中也将扮演愈来愈重要的作用。

（王群山）

参 考 文 献

［1］ Calkins H, Hindricks G, Cappato R, et al. 2017 HRS/EHRA/ECAS/APHRS/SOLAECE expert consensus statement on catheter and surgical ablation of atrial fibrillation. Europace: European pacing, arrhythmias, and cardiac electrophysiology: journal of the

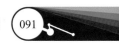

working groups on cardiac pacing, arrhythmias, and cardiac cellular electrophysiology of the European Society of Cardiology, 2018, 20: e1-e160.

［2］ Komatsu Y, Hocini M, Nogami A, et al. Catheter ablation of refractory ventricular fibrillation storm after myocardial infarction: a multicenter study [J]. Circulation 2019, 30 (5): 108-109.

［3］ Nademanee K, Raju H, de Noronha SV, et al. Fibrosis, connexin-43, and conduction abnormalities in the Brugada syndrome [J]. J Am Coll Cardiol, 2015, 66: 1976-1986.

［4］ Brugada J, Campuzano O, Arbelo E, et al. Present status of Brugada syndrome: JACC state-of-the-art review [J]. J Am Coll Cardiol, 2018, 72: 1046-1059.

［5］ Rodriguez-Manero M, Kreidieh B, Al Rifai M, et al. Ablation of inappropriate sinus tachycardia: a systematic review of the literature [J]. JACC Clin Electrophysiol, 2017, 3: 253-265.

［6］ Liu L, Li J, Zuo L, et al. Percutaneous intramyocardial septal radiofrequency ablation for hypertrophic obstructive cardiomyopathy [J]. J Am Coll Cardiol, 2018, 72: 1898-1909.

［7］ Kandzari DE, Bohm M, Mahfoud F, et al. Effect of renal denervation on blood pressure in the presence of antihypertensive drugs: 6-month efficacy and safety results from the SPYRAL HTN-ON MED proof-of-concept randomised trial [J]. Lancet, 2018, 391: 2346-2355.

［8］ Azizi M, Schmieder RE, Mahfoud F, et al. Endovascular ultrasound renal denervation to treat hypertension (RADIANCE-HTN SOLO): a multicentre, international, single-blind, randomised, sham-controlled trial [J]. Lancet, 2018, 391: 2335-2345.

［9］ Townsend RR, Mahfoud F, Kandzari DE, et al. Catheter-based renal denervation in patients with uncontrolled hypertension in the absence of antihypertensive medications (SPYRAL HTN-OFF MED): a randomised, sham-controlled, proof-of-concept trial [J]. Lancet, 2017, 390: 2160-2170.

［10］ Fengler K, Rommel KP, Blazek S, et al. A three-arm randomized trial of different renal denervation devices and techniques in patients with resistant hypertension (RADIOSOUND-HTN) [J]. Circulation, 2019, 139: 590-600.

［11］ Feyz L, Theuns DA, Bhagwandien R, et al. Atrial fibrillation reduction by renal sympathetic denervation: 12 months' results of the AFFORD study [J]. Clin Res Cardiol, 2018,35 (8): 578-579.